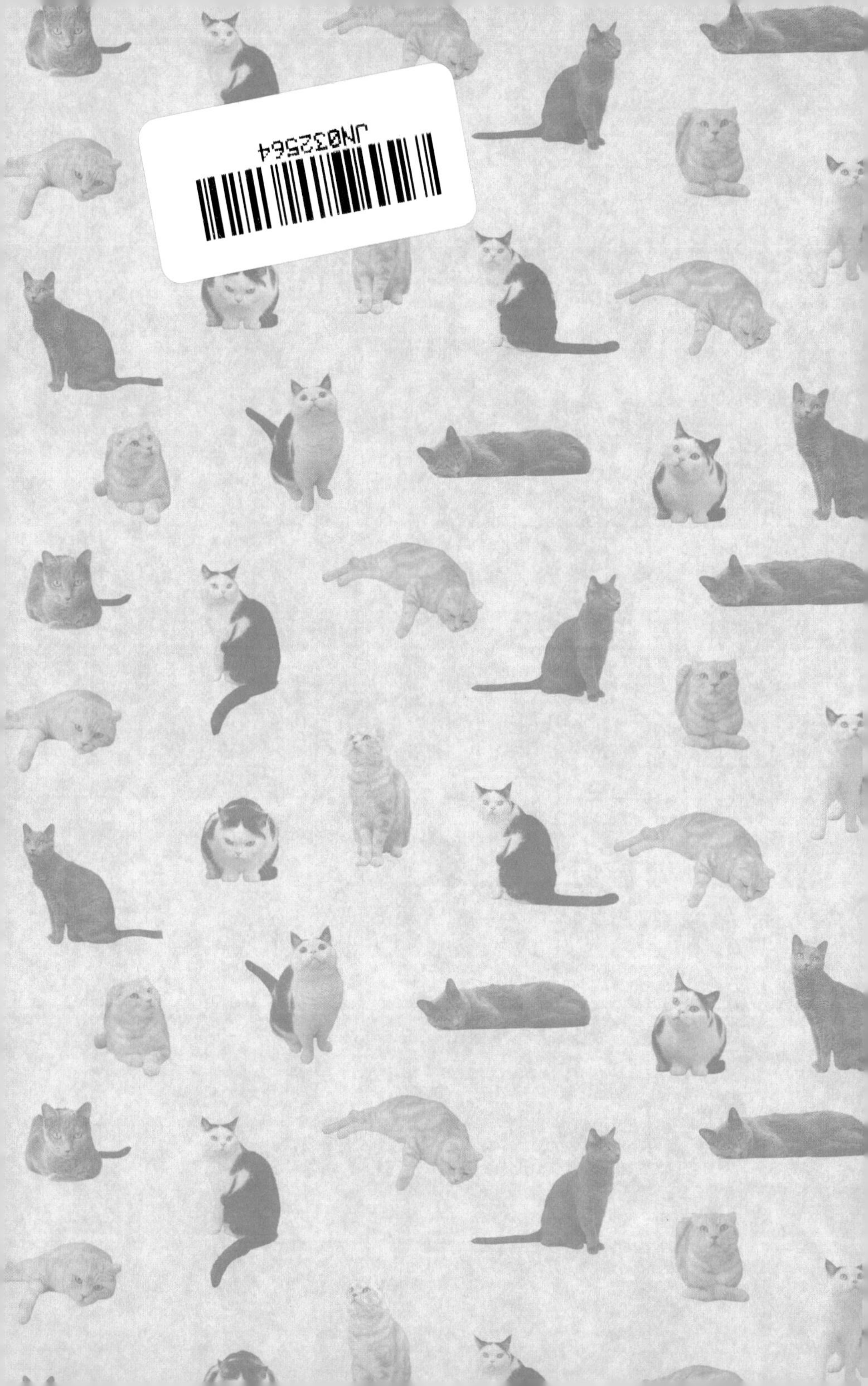

25kg減でリバウンドなし

食べるほどにやせていく

ねこくら式レシピ

ねこくらりえ

KADOKAWA

2週間のねこくら式レシピで

ここまで変わる！

さらにBEFOREはこちら

82kg

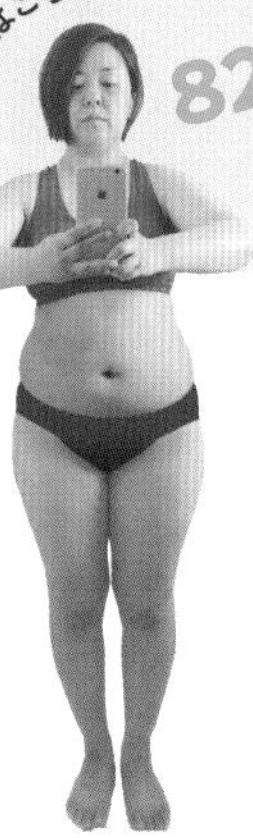

AFTER

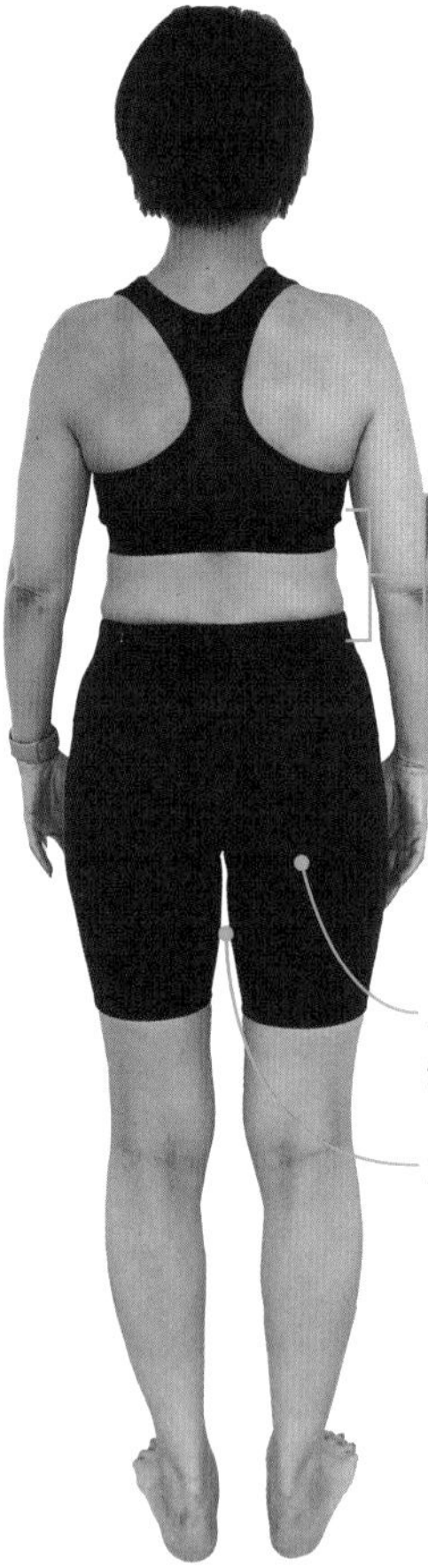

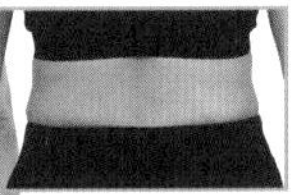

腰まわりの
もたつきが
減った！

お尻の
垂れが改善した！

太ももの
すき間が出現

体重：59.5kg

BEFORE

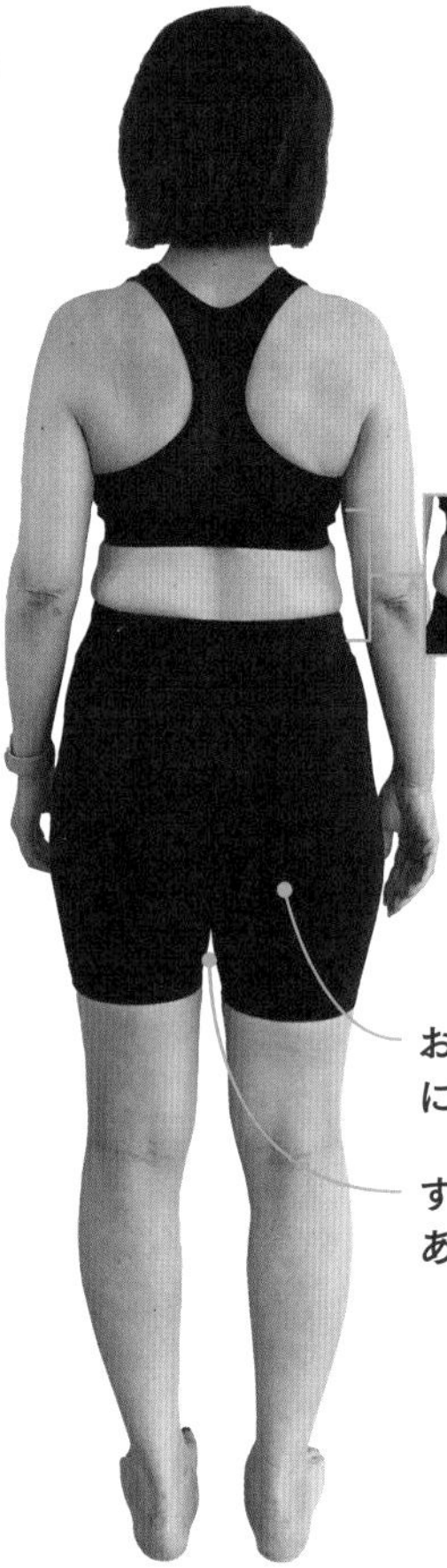

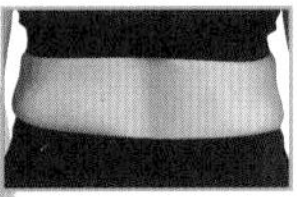

腰まわりが
つまめる

お尻まわり
に脂肪

すき間が
あまりない

体重：62.8kg

年末年始の暴飲暴食のイベント続きで、一時的に体重が増えた時、
ねこくら式レシピで以前の体形を取り戻した、リアルなビフォー・アフター。
何歳でも短期間でも、体はちゃんと変わっていきます！

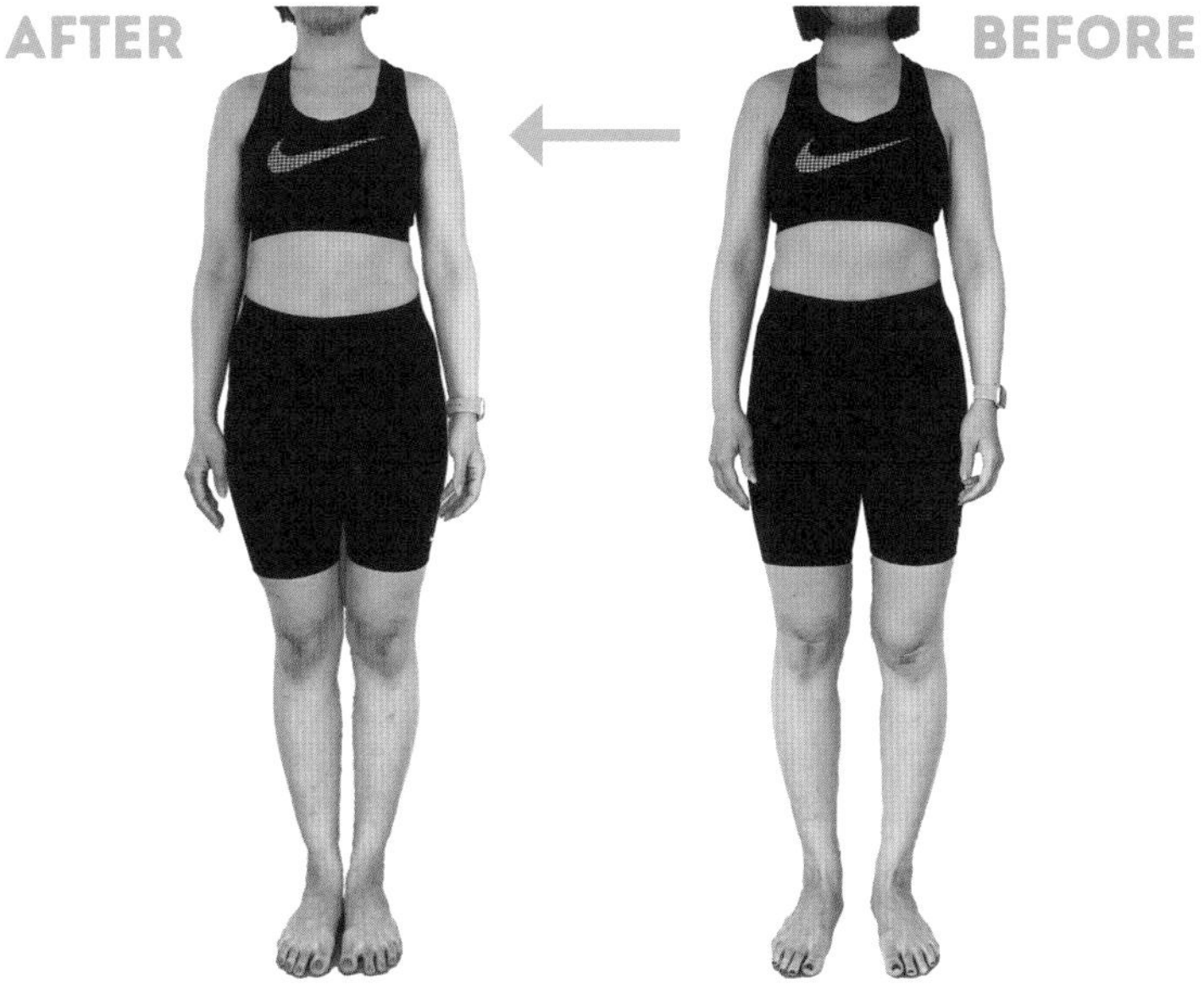

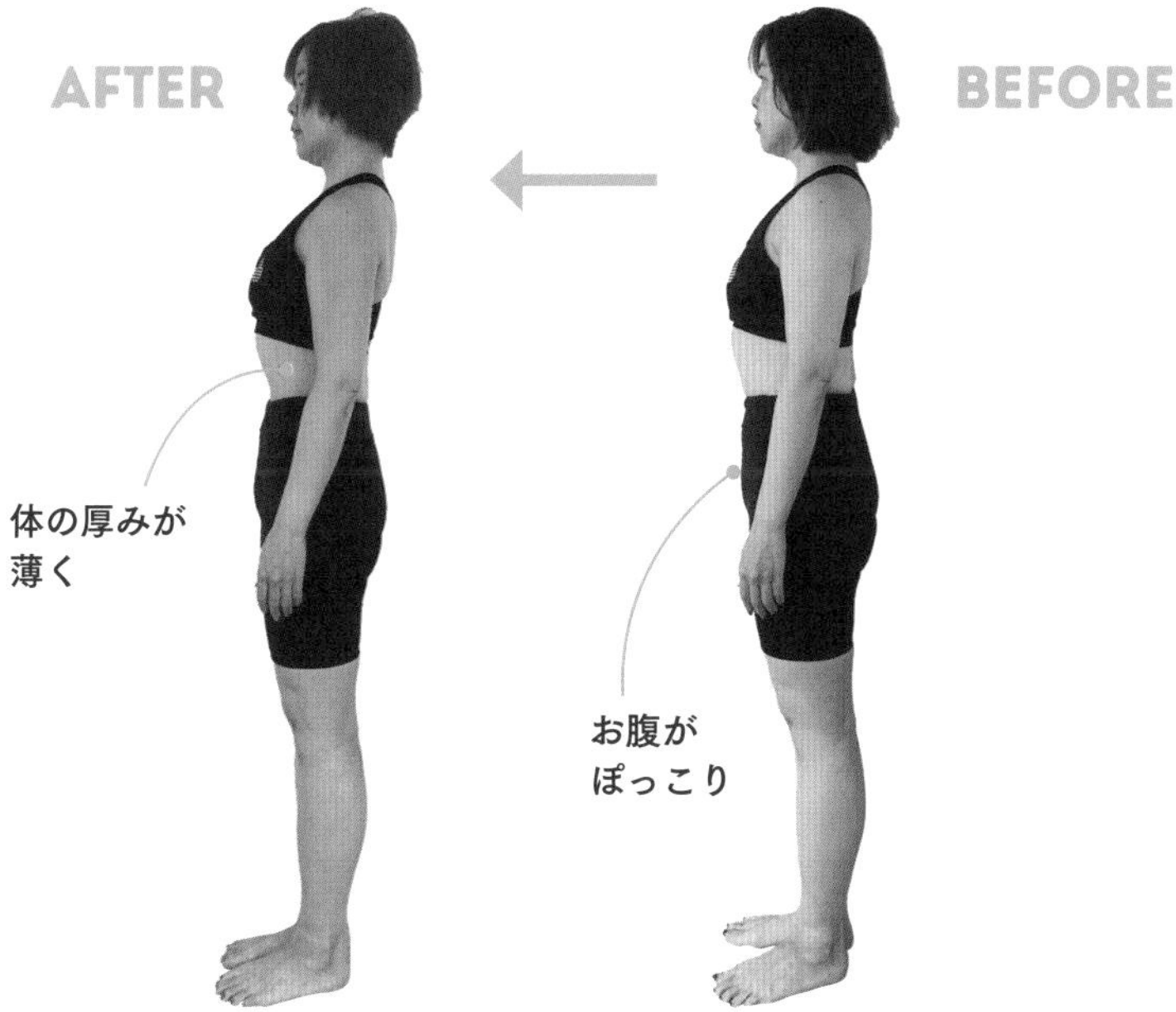

＼ ねこくら式レシピなら ／

一日にこんなに食べられます！

朝食

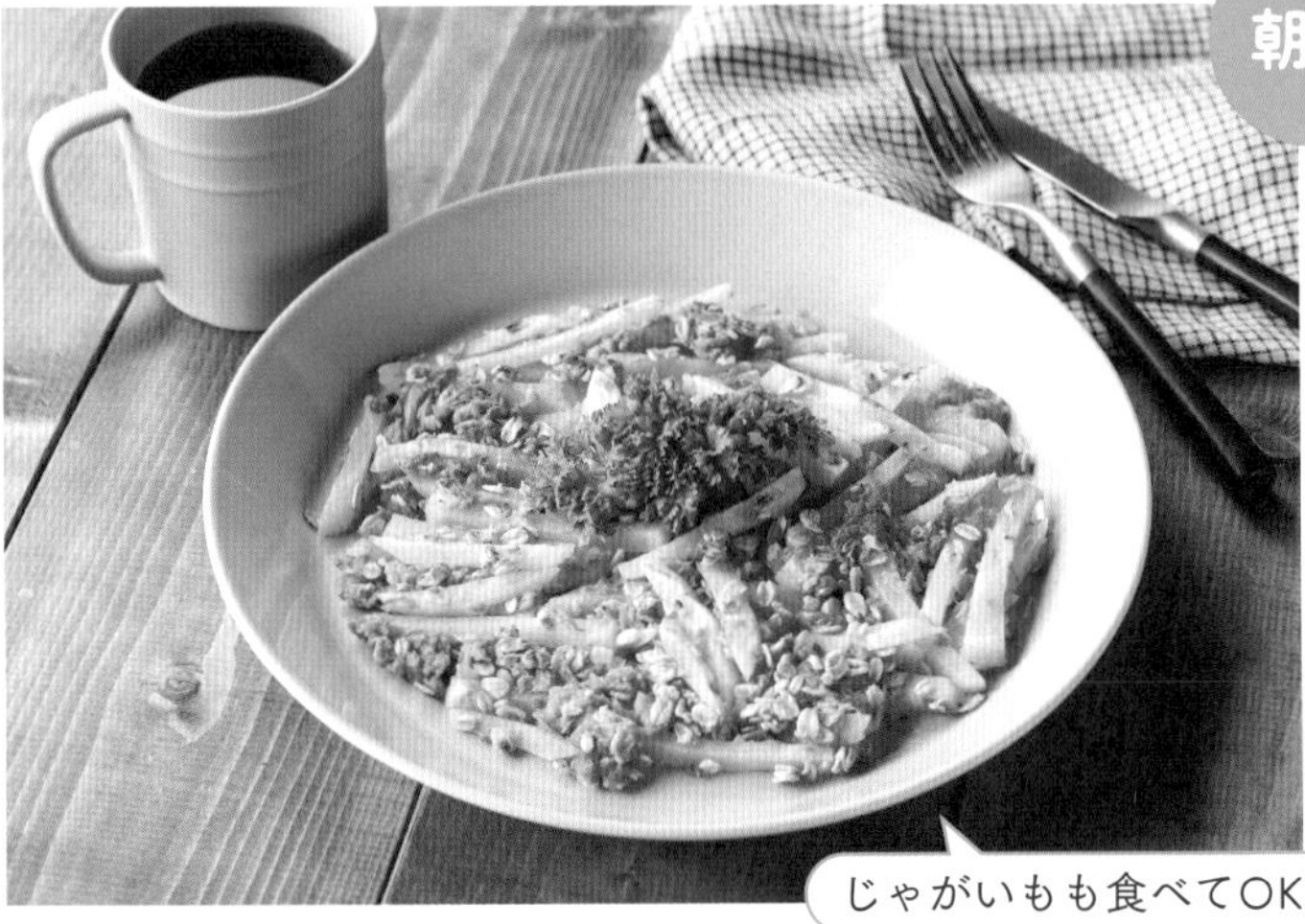

じゃがいもも食べてOK！

・カリカリじゃがいもオーツ
・ブラックコーヒー

昼食

ランチが一日の中で
一番ボリュームあり！

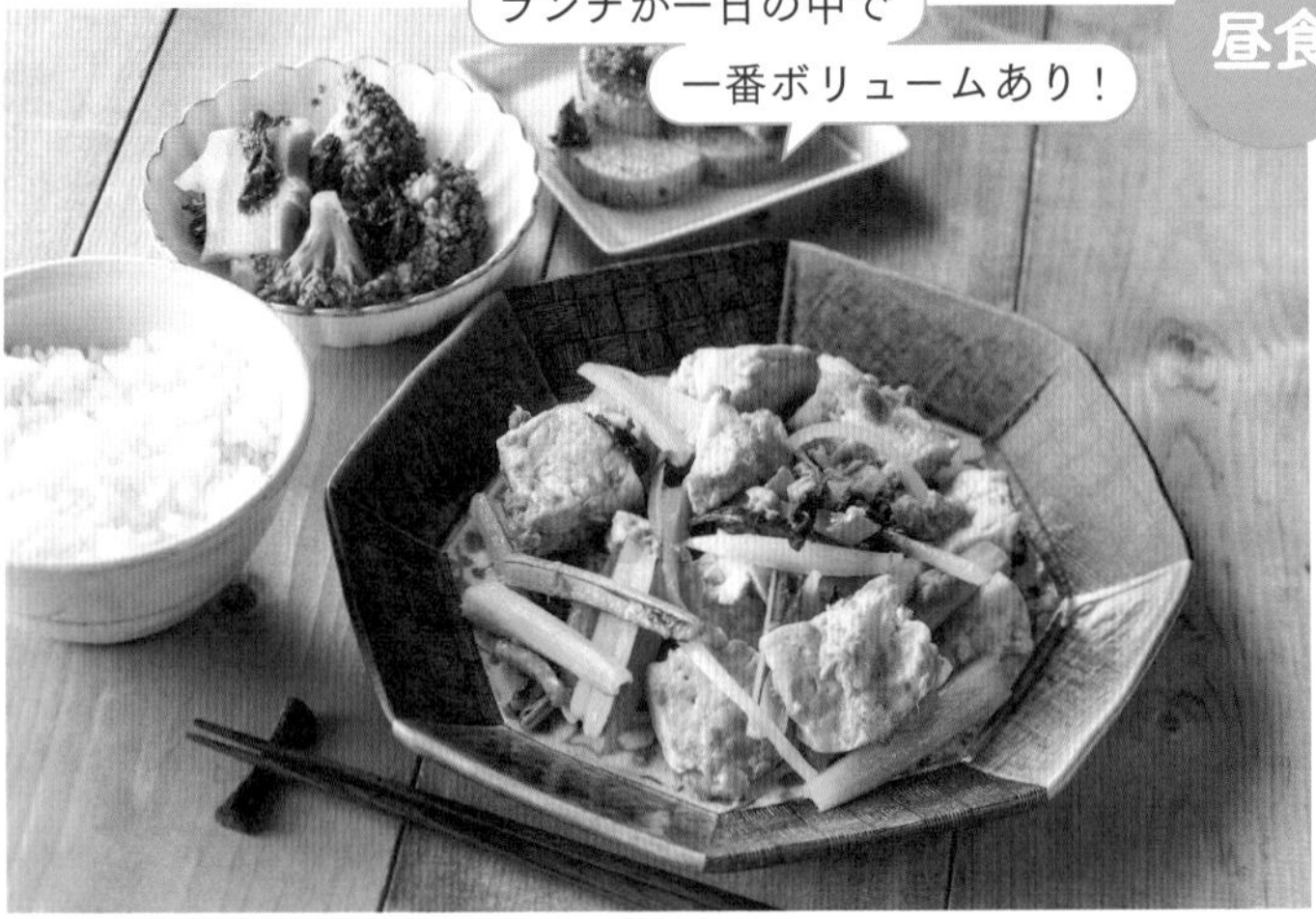

・豆腐とツナのチャンプルー
・ブロッコリーの和風ナムル
・長いもの磯辺焼き
・ご飯　130ｇ

ねこくら式レシピは、野菜たっぷりで食べ応えがすごい、と
言われることが多いです。試した人から
「ダイエット中なのにこんなに食べていいの？」といつも驚かれます。

※レシピはP74〜77を参照してください。

夕食

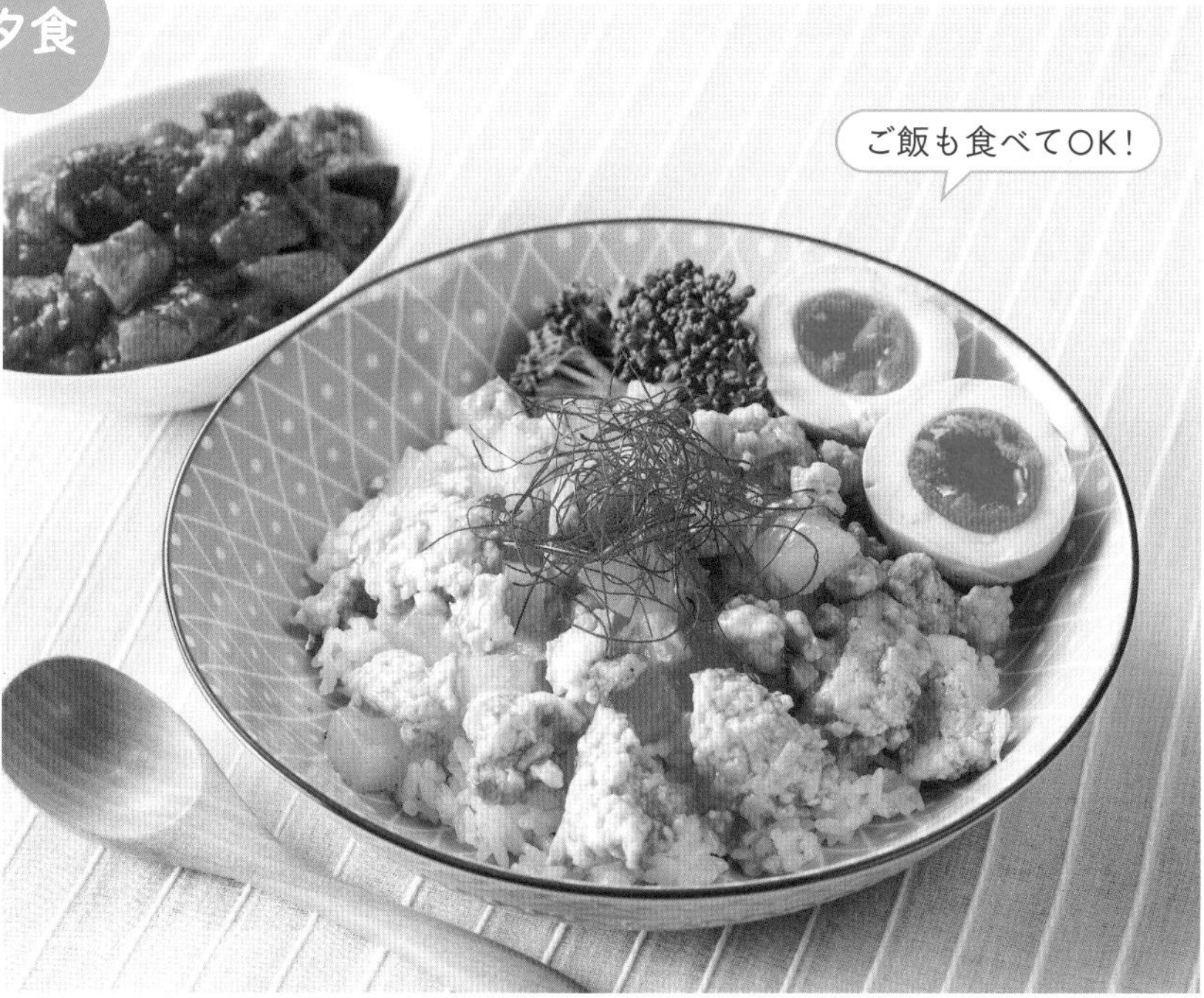

- **エスニック鶏大根丼**
- **ベジ和タトゥイユ**

食べることが大好きだから
しっかりお腹にたまる
メニューにしました！

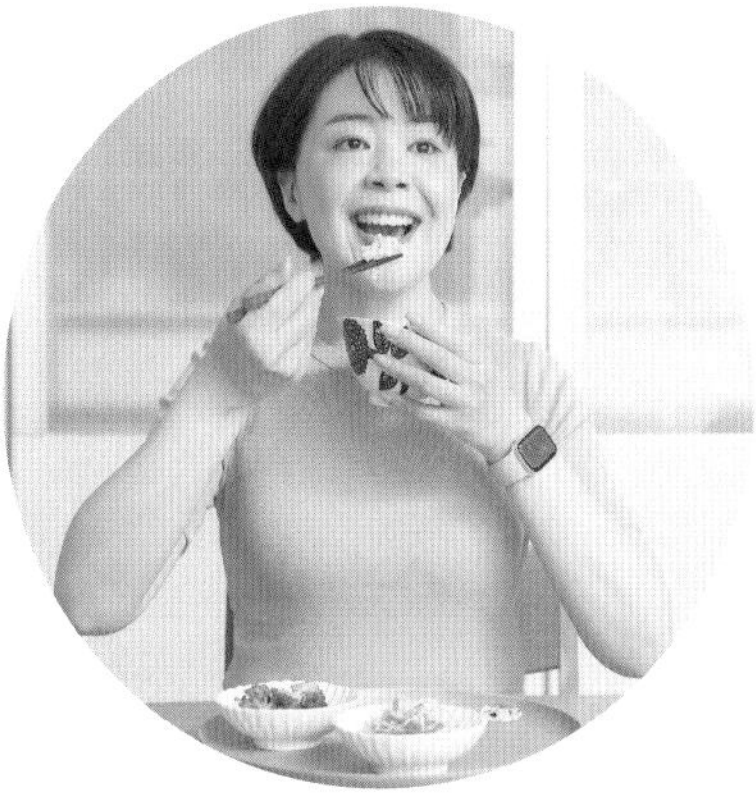

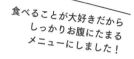

INTRODUCTION

はじめに

私の初めての著書、『やればやせる！ 38歳、挫折のプロでも25kg減の続けられるダイエット』（以下『やればやせる！』）が刊行されてから、1年近くがたちました。

この本は、10代のころから、あらゆるダイエットに挑戦しては挫折&大幅なリバウンドをくり返していた、ごく普通の主婦（私）が、飼い猫のダイエット成功をきっかけに、「猫でさえ食事を管理すればやせる！」と気づき、38歳で挑んだ本気のダイエットで、1年で24kg、トータルで25kgの減量に成功した記録を綴《つづ》ったものです。

本の発売後、おかげさまで想像以上に反響がありました。

紹介したダイエットを続けてくださる方の中には、10kgとか15kg以上やせたという報告もあったり、インスタグラムでは、「#やれやせチャレンジ」のハッシュタグが誕生し、1週間のやれやせ飯を試した写真がアップされたり、インスタのコメント欄でダイエット中に励まし合う様子もあちこちで目にして、なんだか胸が熱くなりました。

私のダイエット（以下、やれやせダイエット）は、一生続けられるものです。

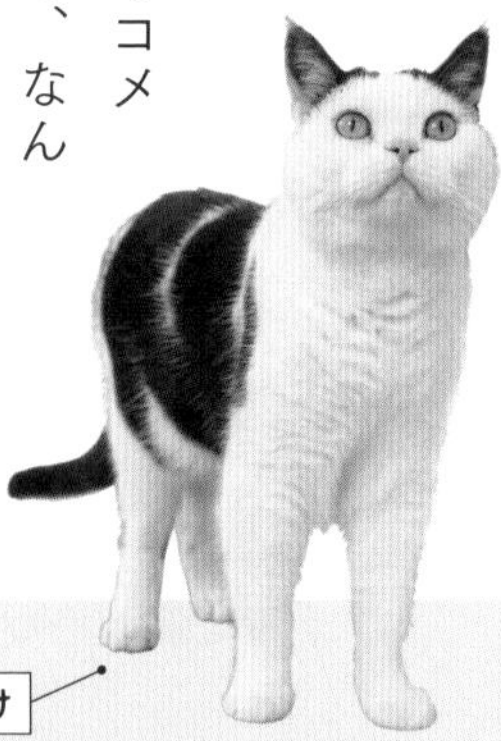

まめのすけ

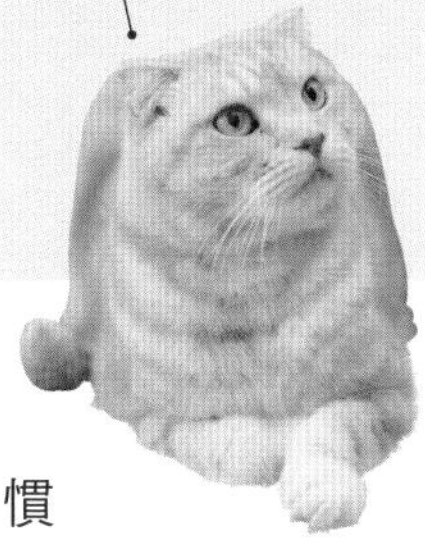

食事を記録するダイエットアプリ「あすけん」を活用し、100点をとれる栄養バランスのいい食事を食べ続け、そして『やればやせる!』で紹介した運動も取り入れる。

一見地味だし、遠回りのように見えますが、時間をかけて太らない生活習慣へ変えていくことは、結局成功への一番の近道だと思っています。

ダイエットは、レースやイベントではありません。

ちまたには、「○○だけでOK」「1週間でドカンと○kgやせ」なんて言葉があふれていますが、ダイエットは体重を落としてからが本番です。理想の体を手に入れたとしても今度はそれを維持するために、我慢や無理をし続けると思うとこわくなるし、実際、大幅な減量に成功しても3年後には約7割の人がリバウンドしているというデータもあります。

みなさんがやせたいと思う時に、頭の中に描くのは、体重計の数字に縛られる窮屈な生活ではなく、もっと幸せな自分の姿のはず。

例えば、素敵な服を着て、自信を持って歩いていて、心が軽くて、楽しくて……。

つまり、自分の心を自由にすることが、ダイエットの最終ゴールだと思います。

そのためには、やっぱり普通に、「ちゃんと食べる」ことが正解です。

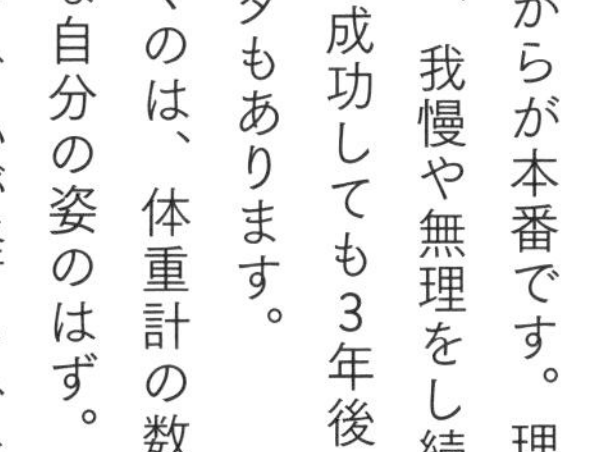

本書は『やればやせる！』を読んだ方からいただいた、もっとレシピを知りたい、という声にお応えし、栄養バランスがよく、代謝も上がり、食べ続けるうちにやせる味覚になれる「ねこくら式やせるレシピ」を紹介しています。

元来食いしん坊の私が、やせることも、おいしいことも、どっちもあきらめたくない！と、試行錯誤しながら完成させたレシピです。スーパーで手に入る身近な食材を使って、時短で、料理が苦手な方にも作りやすいものだけを掲載しています。しっかりした味付けで食べ応えもあるので、ヘルシーでも物足りなくありません。家族と一緒に食べることも可能だと思います。

「○○だけを毎日食べる」とか、「お米は禁止」とか、情報に振り回されて普通に食べることがわからなくなっている人は、まず食べることと仲直りしてほしいです。

最後に、ダイエットが続かないという人、はたまた「どうせ辛いんでしょ」なんて思っている人には、「いやいや、結構楽しいよ」と先に伝えておきたいです。

これは一夜にしてパッとやせられるウルトラC的ダイエットレシピではありません。でも、続ければ続けるほど体が確実に変わっていくのを感じることができます。十分な量を食べられるから、ストレスから来る強い食欲が抑えられ、「ダイエットとは体を快適にすることなんだな」という感覚が深まるはずです。

自分の生き方を見直してアップデートする時がやってきました。さあ、はじめましょう！

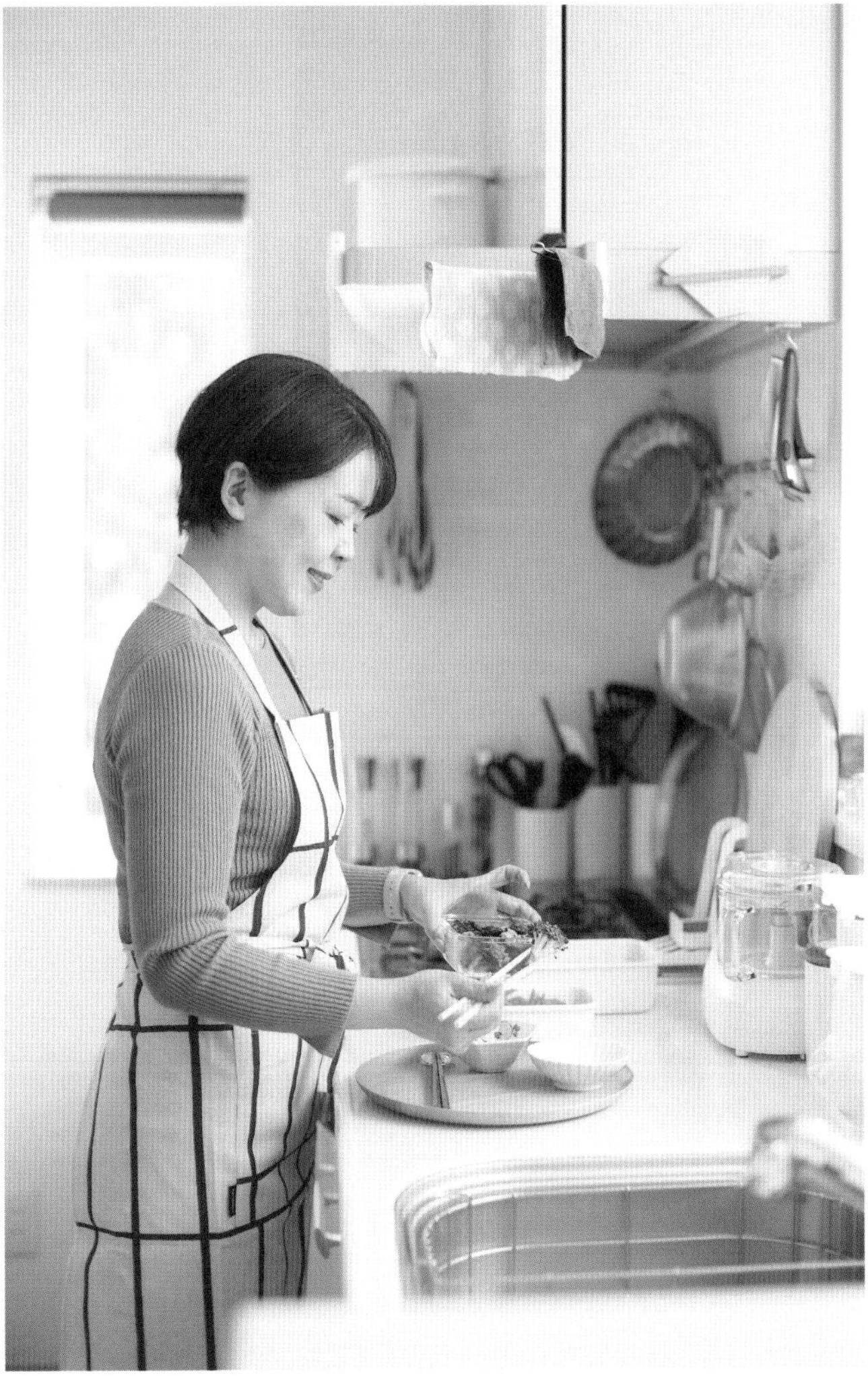

目次

2章

やせるごはんに慣れてきたら さらに効果的に食べてやせる

火曜日

水曜日

木曜日

金曜日

土曜日

毎日の献立を助ける常備菜

3章

停滞期の乗り越え方とやせたあとにリバウンドしない食事術

この本のルール

- 小さじ1は5mℓ、大さじ1は15mℓ、ひとつまみは親指、人差し指、中指の3本の指でつまんだ量です。
- 塩は精製していない天然のものを、特に指定のないこしょうは粗挽き黒こしょうを使用しています。
- オリーブオイルはエクストラバージンオリーブオイルを使用しています。
- 野菜は特に表記していない場合は、皮をむいたり、筋を取ったりしています。
- 麺つゆは5倍濃縮のものを使っています。3倍濃縮のものを使う時は、分量を5/3量に、2倍濃縮のものを使う時は2.5倍量にしてください。
- 加熱調理の火加減は、ガスコンロ使用を基準にしています。IH調理器の場合には、調理器具の表示を参考にしてください。
- 常備菜や作りおきを保存する容器は、よく洗って完全に乾かし、清潔なものを使ってください。
- 電子レンジは600Wのものを基準にしています。500Wなら1.2倍、700Wなら0.9倍の時間で加熱してください。
- 持病のある方は医師と相談のうえで、本書のレシピを活用してください。また、妊娠中や産後間もない方がエクササイズをする場合は、体調に気を付けて行なってください。

ブックデザイン：眞柄花穂、石井志歩（Yoshi-des.）
撮影：KATOMI（STUDIO EYE）
フードスタイリング：尾﨑 綾（STUDIO EYE）
ヘアメイク：Bonita
DTP：茂呂田 剛（エムアンドケイ）
校正：根津桂子、新居智子
編集協力：綾田純子
編集：中野さなえ（KADOKAWA）

1章

続けられるダイエットにするために

まずは
やせる味覚を作る

2 MONTHS　　0 MONTH

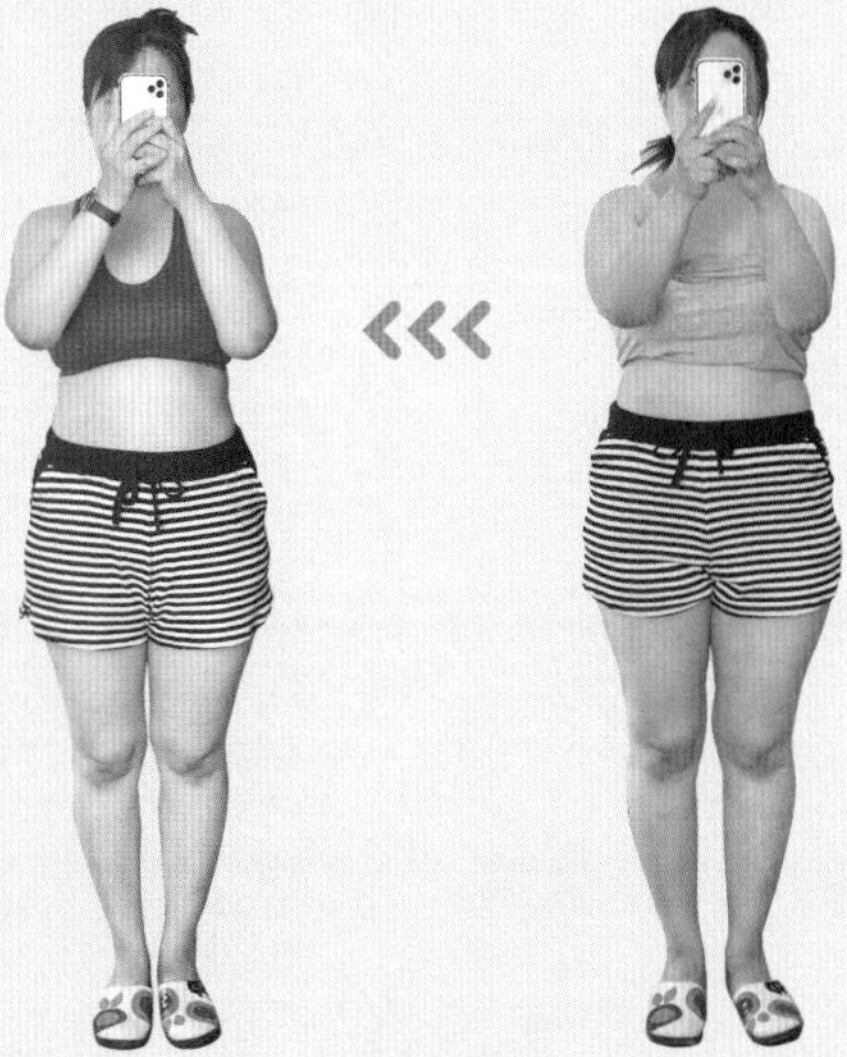

今だからわかる、こう食べればよかった！

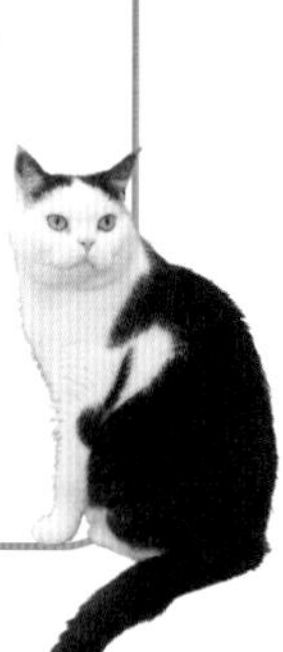

子どものころからぽっちゃりしていた私ですが、人生で最高に太ったのは、38歳の時の82kg。何もせず太ったのではなく、10代からありとあらゆる「食べないダイエット」を経ての82kgです。ずいぶん長い間、「食べなければやせる」と頑《かたく》なに信じていました。ある時期は、カロリーだけで食べる・食べないを判断して、栄養スカスカの食事を続けてみたり、またある時期は食事を一日1食にしてドーンとお腹に詰め込んだり……。結局、体が飢餓状態になる反動で、倍返しの過食・暴食が起きてダイエットは終了。大幅なリバウンドもいつものお約束でした。

そんな「挫折のプロ」だった私が、人生最後のダイエットをはじめたのは、２０２０年のコロナ禍です。派遣切りにもあい、自己肯定感も地に落ちてしまった私は、「この重たい心と体を変えられるのは今！」と生活を一変させました。外出自粛で、人に会えなかったため、食改善や宅トレに没頭できたのは、コロナ禍だったことが大きかったと思います。

ただ、コロナが徐々に収束していく間もダイエットは順調でしたし、そこから1年が経過して人と会う機会も増え、日常が戻ってきても、減量した体重がリバウンドすることはありませんでした。それは簡単に作れて、かつ満腹感のある「やせるごはん」を食べ続け、やせる味覚を手に入れたから。

この章では、ねこくら式レシピで3食しっかり味わいながら、

「こんなに食べていいんだ！（＝さまざまな食材）」、

「これくらい食べたらいいんだ！（＝1食分の適量）」、そして

「ちゃんと食べても太らないんだ！（＝食事の楽しさ）」を体感してください。

一日の栄養やカロリーがコントロールできるからと、食事代わりにダイエット食品だけをとっていると、何だか満たされず、これが一生続くのかとうんざりしませんか？

ダイエットの成功と健康のためには、いろいろな食材から栄養をバランスよくとることがポイントです。栄養バランスが整った食事は、同じカロリーのお菓子やジャンクフードに比べ、舌も胃袋も満足し、食後のメンタルも断然違います。

そして何より、ダイエットを続けるモチベーションを持ち続けるためにも、やせるごはんとはいえ、おいしいことは最重要。この章のレシピは、ダイエット開始後にひもじい思いをしにくいように、私が試したやせるごはんの中でも、特に食べ応えがあるものを中心に献立にしました。

ダイエットは無理なく続けられることが肝心。まずは挫折させない、ねこくら式レシピを1週間試してみてください。

☑ ダイエット＝食べないではなく、工夫して食べればいいんだと知っていこう

誤解①　たんぱく質なんて気にしたこともなかった

25kg減のダイエットに成功するまで、さまざまなダイエットをしてきた私ですが、食については知らないことだらけで、誤解していたことがいくつもありました。

例えば、たんぱく質について。

糖質オフダイエットで少しやせたことがあったので、それまでの私は、長らくご飯などの炭水化物や甘いものを避け、揚げものに気をつける以外の食事内容には無頓着でした。よく食べていたのが、ウインナーなどの加工肉です。保存もできますし、そのままでも食べられるので、お肉と同じ感覚で食べていたのです。

でも、「あすけん」で食べたものを記録するようになってから知ったことですが、ウインナー5本を食べた時にとれるたんぱく質の量って、鶏むね肉を100g食べた時の半分！　その代わり、脂質が16倍で、カロリーも3倍！

自分の舌が好んで積極的に食べていたものが、栄養バランス的にとても効率が悪かったうえに、そもそも太りやすいものだったと知りました。

それまでは食材のカロリーだけを気にして、栄養価をまったく気にしていなかったから、「ウインナーってたんぱく源じゃないんだ」と知った時は、かなりのショック。ダイエットには詳しいつもりでいましたが、食に対する知識とか、リテラシーがめちゃくちゃ低かったんだ……と思い知りました。

食の知識が広がるようになってからは、ストンと何かが降りてきた感じで、ダイエットをするうえで効率がよい食材を選んで食べるようになりました。

ボディビルダーなど、体を鍛えている人が鶏むね肉を積極的に食べるのって、それだけの理由があるんです。鶏むね肉なら、たんぱく質はたくさんとれるし、脂質も抑えられるし、しかも安い！といいことずくめですから。

ダイエットをするうえで、理にかなった食材があることを知り、おいしくなるよう工夫して調理し、積極的に食べるようになったのは、私にとって大きな変化でした。

食材はカロリーだけではなく、栄養価にも目を向ける

誤解②

お米はダイエットの敵だと思い込んでいた

日本人ですから、白いご飯が大好き。ですが、「あすけん」をはじめる前は、糖質（炭水化物）はダイエットの敵だと思い込み、主食であるお米を我慢する生活を続けていました。

でも、「あすけん」で１００点を取ろうとすると、ＰＦＣバランスが大切。どれが欠けても１００点が取れません。Ｐはプロテイン（＝たんぱく質）、Ｆはファット（＝脂質）、Ｃはカーボハイドレイト（＝糖質）ですから、当然、糖質も取らなくてはいけない栄養素のひとつなんです。

私も長らく「お米＝太る」「糖質＝太る」と誤解して暮らしてきたので、「あすけん」のために糖質を解禁した当初は、かなりの抵抗がありました。

最初は朝食でオートミール、昼食で白いご飯を少し、夕食にさつまいもを食べるようにし、その間も順調にやせていったので、徐々にご飯の量を増やしていって……。「糖質は敵じゃないんだ」「体に必要な栄養素なんだ」と体感してから、やっと安心してご飯を食べられるようになり、それが25kg減という結果につながりました。

糖質をとるようになってよかったのは、食欲が爆発しなくなったことです。

ご飯も食べていいし、食パンだって食べていいと思うと、やせるごはん生活を続けていくことが苦じゃなくなり、腹八分目で食事を終えられるようになっていきました。大切なのは食べすぎないことで、量にさえ気をつければ、食べてダメなものなんてないんです！

いまだにダイエッターの糖質オフ信仰は根強い気がします。

確かに糖質をとらない生活をすると、一瞬ですると体重が落ちます。ただ、その代わりに急に甘いものが食べたくなって、ちょっと食べたら止まらなくなる。その結果、そのまま暴飲暴食に走り、ダイエットが失敗に終わってしまう……というのは私も何度も経験しました。

私は、リバウンドなくやせるためには、適度に糖質をとるのは必要不可欠だと思っています。糖質をとると、イライラしないし、何より食欲が安定し、それがダイエット成功につながります。最初は食べるのがこわいかもしれませんが、食べても大丈夫だと徐々に体感するはず。

糖質は水分をため込む性質があるため、糖質を制限していた人が急に糖質をとると、最初にちょっとむくんで、体重が少し増えることもあります。でも、それは最初だけ（私もそうでした）。ご飯を我慢して、その代わりにスイーツを1個食べちゃうぐらいなら、ご飯を食べて無駄な間食を減らすほうがよっぽどやせやすいです！

☑ 糖質はダイエットの敵じゃない。大切なのは食べすぎないこと

ダイエット成功のカギは「栄養」と「食材」

今回のダイエットでなぜやせたのか分析してみると、そのカギは「栄養」、そして「食材」にあると思っています。

それまで試してきたダイエットは、低カロリーであればあるほどよく、もっといえば食べないほどいい!という意識で行なっていました。

そのころの一日の食事といえば……。朝食は抜いて、昼食は空腹で袋麺やカップ麺を一気食い、夕食は夫の食事をちょこっとつまみながらお酒を飲み、でも夜がふけるとお腹が空いて、ポテトチップスなどの袋菓子を1袋食べきってしまい、そのまま寝ちゃってまた朝になる、という感じ。いつも「もっと何か食べたい（けれど太るから食べられない）」という気持ちに支配され、激しい飢餓感がありました。食べはじめたら最後、苦しいくらい満腹になるまで食べ続けてしまう。食欲をコントロールできなかったのです。

バランスのととのった食事を一日3食とるようになって変わったのは、その飢餓感が消えたこと。食後はいつも腹八分目で、「食べようと思えば、まだ入るんだけどな」という感じですが、そこできちんと食事を終えられるし、そのあとお菓子が食べたいと思うこともない。何よりも、満腹じゃない状態でも箸が置けるようになったことに、自分自身が感動していました。

　食欲をコントロールしているのは脳だそうです。かたよった食生活で脳への栄養が足りない状態だと、いくら食べても食欲が満たされない。それまで食べていた袋麺やポテトチップスなどの加工食品は、カロリーはあるけれど、栄養価の低いものでした。常に食欲が満たされなかったのは、ある意味当然のことだったのです。

　加工食品の多くは、長期保存するために、食材から水分を抜く加工がされています。その過程でビタミンやミネラルなどの栄養価も減っていき、逆に1gあたりのカロリーは増えていきます。逆に考えれば、食材は水分があるので食後しっかりお腹にたまります。なのに加工食品よりカロリーは低くなる。効率よく栄養をとりたいなら、なるべく食材そのものを食べるようにすることは理にかなっています。

　もし食欲のコントロールがうまくいかなくて、ついつい食べすぎてしまうという人は、まずは加工食品が多くなっていないか、食事内容を見直してみてください。食材そのものを食べることに意識を向ければ、その状態から抜け出せるかもしれません。

☑ 加工食品より食材を選んだほうが、栄養価は高いし、満たされる

まずは1週間真似するだけでいい

1章でご紹介する1週間分のねこくら式レシピは、食事改善をしたことのない人など、ダイエットのスタート期に向けたものです。オフデーの日曜日以外は「あすけん」で100点（「あす筋ボディメイクコース」の私のパーソナルデータ上で）が取れる献立になっています。

こだわったのは、簡単で作りやすいことと、温かい汁ものを多めにし、満腹感を得やすい料理で献立を組むこと。そして、昼食のメニューの半量を味変して夕食に使うことで、料理をするのがものすごくラクになることです。私はいろいろな料理を楽しみたいので、副菜をつけていますが、それも面倒な場合は、1章は副菜なしでもバランスが取れる献立になっています。

また、今まで暴飲暴食を重ねていた人でも挫折しにくいように、お腹にたまりやすい料理を選んでいます。ご飯も1食あたり150gと、ダイエット中にしては多い量が食べられます。今まで単品を食べるダイエットをしていた人なら、「こんなに食べていいんだ」と驚くはず。

まず最初の1週間は間食せずにやってみることをおすすめします。間食ではなく、食事から栄養とエネルギーをしっかりとる習慣をつけ、やせる味覚を手に入れましょう。

●１章の１週間ねこくら式レシピのポイント

ポイント１　朝食はオートミールに固定

朝食は、電子レンジで調理できて、食物繊維が豊富なオートミールのメニューです。どうしてもオートミールに抵抗がある方は、玄米のパックご飯１００ｇで置き換え可能です。

ポイント２　適量を知るため、きちんと測る

昼食や夕食は白いご飯は１５０ｇ、調理油は小さじ１。最初だけでも目分量ではなく、きちんとキッチンスケールで測るようにして。ご飯は量ってラップで包み、冷凍しておくと便利。

ポイント３　基本の飲み物は水

朝食や休憩で飲むのは、ブラックコーヒーや砂糖を加えないお茶でもＯＫですが、それ以外の水分摂取は水が基本です。一日あたり１〜１・５ℓをこまめに飲むようにしてください。

ポイント４　副菜は無理に作らなくていい

料理が苦手なら副菜なしでもＯＫ。野菜不足なら、Ｐ27のキャベツのせん切り50ｇ、ゆでおきブロッコリー30ｇ、煮卵１個でサラダを作り、１日１食添えれば、なおヘルシーに。

料理がいやにならない工夫

これから1週間のねこくら式レシピをはじめる人に、最初にやってほしいのが、ダイエット前の下準備。買い物はなるべく一度で済ませます。買ってきた食材でよく使うものはあらかじめ切っておいたり、ゆでておいたりしましょう。そうすることで、自炊のハードルがぐんと下がります。

1 買い物は週に1～２回

ねこくら式レシピを作る時は、週に１～２回買い物に行き、食材のまとめ買いをします。冷蔵庫の容量や、季節によっても買い物の頻度は変わってくると思いますが、なるべくまとめ買いをして、余計なものを買わないようにするのが大事。P60とP 114に３日分ずつの食材買い物リストをまとめましたので、参考にして効率よく買い物をしてみてください。

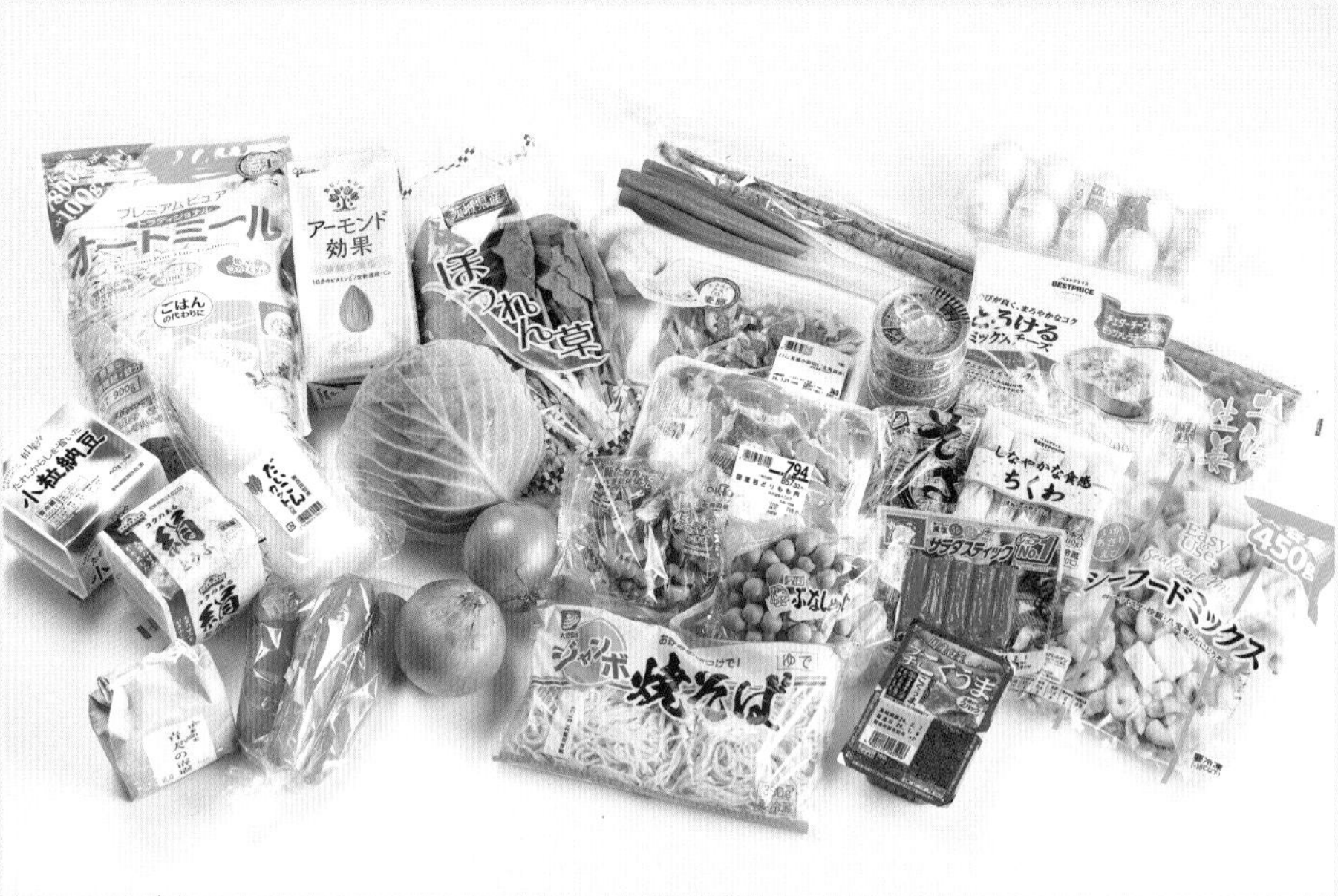

３日分の食材でこのくらい。さまざまな食材が食べられることがわかります。

2 切っておき野菜を常備する

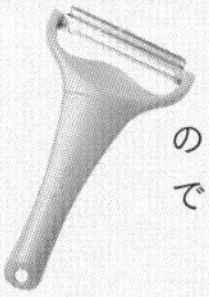

ののじの「キャベツピーラー」
でお店みたいなせん切りに！

ねこくら式ダイエットでよく使うのが、キャベツ、にんじん、玉ねぎ、きのこ。キャベツは半玉、にんじんは1～2本、玉ねぎは1～2個、きのこは買ってきた全量を下ごしらえ（数種類混ぜてもよし）。切ったりほぐしたりしておくだけで、調理時間がおどろくほど短縮できます。また、おろしにんにくやおろししょうがは、チューブのものを使ってOKです。

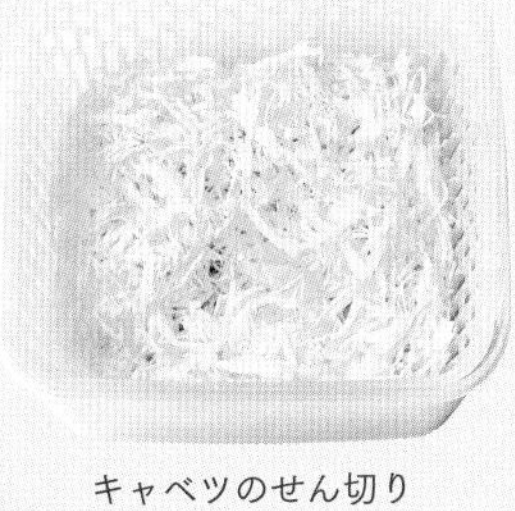

キャベツのせん切り

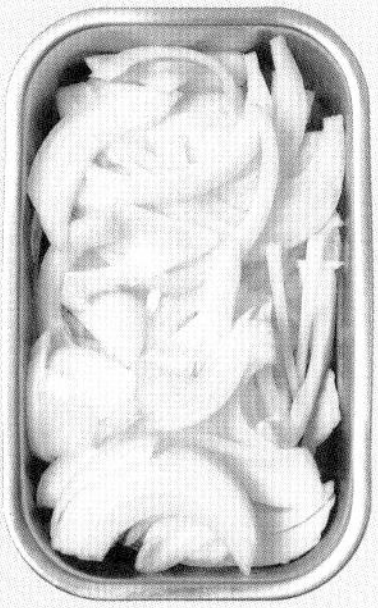

玉ねぎの薄切り

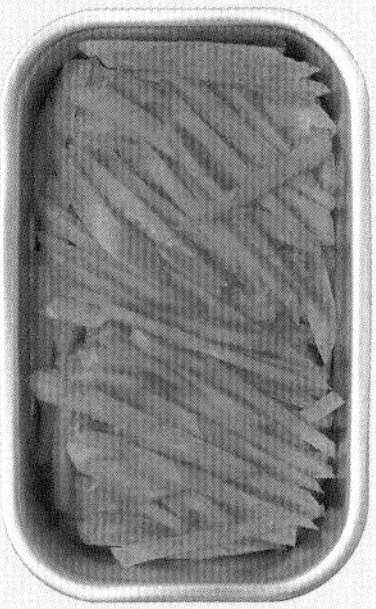

にんじんの細切り

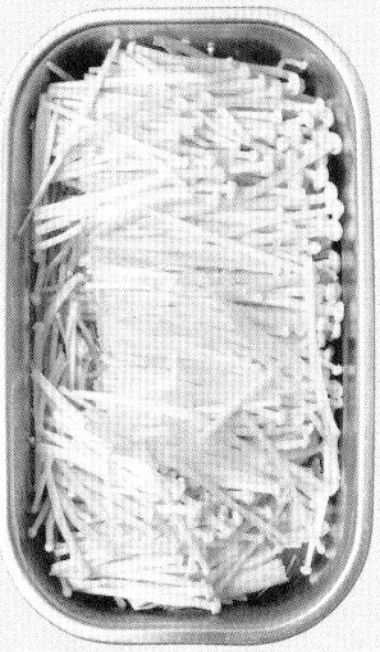

ほぐしきのこ
（ここではえのきたけ）

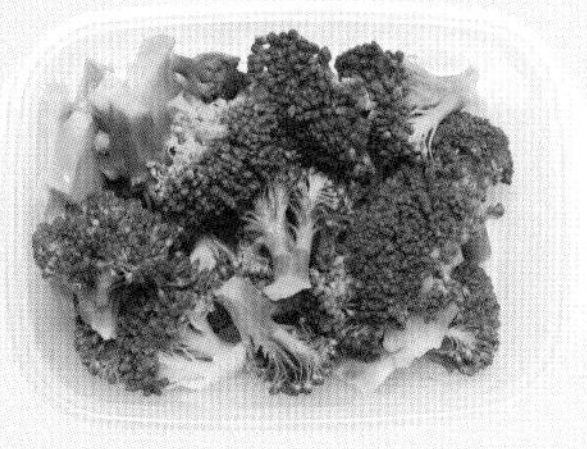

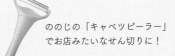

ゆでおきブロッコリー

3 ブロッコリーは切ってゆでておく

ゆでると色鮮やかになるブロッコリーは、料理の見た目がさびしい時に重宝します。しかも栄養価がとっても高い、ダイエットの味方野菜です。

4 ゆで卵を麺つゆで漬けて煮卵に

卵を好みのかたさのゆで卵（半熟なら7～8分、かたゆでは10分ほどゆでる）にし、ボトルに記載されている分量の半量の水で希釈した濃いめの麺つゆで一晩漬けるだけ。しっかり味がなじみます。

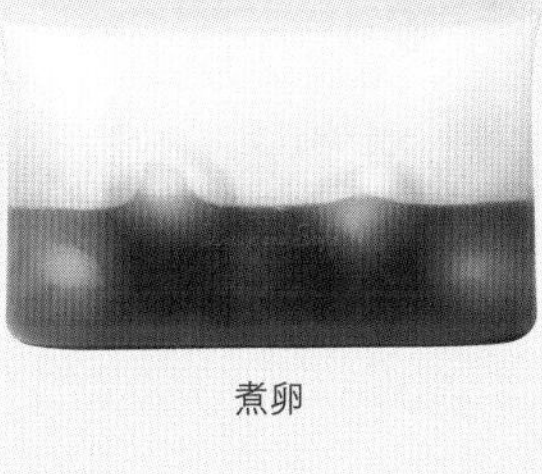

煮卵

ダイエットに慣れるための

1週間ねこくら式レシピ

ダイエットをはじめても、何を食べたらいいのかわからない。そんな人は多いもの。ここでは適量に慣れるためのねこくら式レシピをご紹介します。料理が苦手な人のために、**昼食のメニューを夕食に使いまわす**テクニックで、なるべく簡単に作れるような工夫をしています。副菜は面倒ならなしでもOK。

MONDAY

月曜日

合計 1505kcal
（たんぱく質94g / 脂質45g / 炭水化物200g）

今日からダイエットをスタートする方へ

今日から１週間頑張りましょう！

この１週間で紹介するねこくら式レシピは、ほとんどが温かい料理です。その理由は、温かいものを食べることで、満腹感を得やすいから。また、温かいと食べるスピードもおのずとゆっくりになるからです。

これまで食べないダイエットをしてきた方は「こんなに食べてもいいの？」と思うかも。確かにボリュームがありますが、ほとんどが野菜です。カロリーコントロールもされていて、消化も早いので、翌朝の胃の軽さが違うのを体験してください。

月曜日の注目やせ食材

オートミール

１章の１週間レシピの朝食は、オートミール（ロールドオーツ）を使ったものにしています。オートミールのメリットは、電子レンジで簡単に調理できて、食物繊維がたくさんとれること。でもどうしても苦手な人は、市販の玄米のパック ご飯に置き換えて調理してみてください。

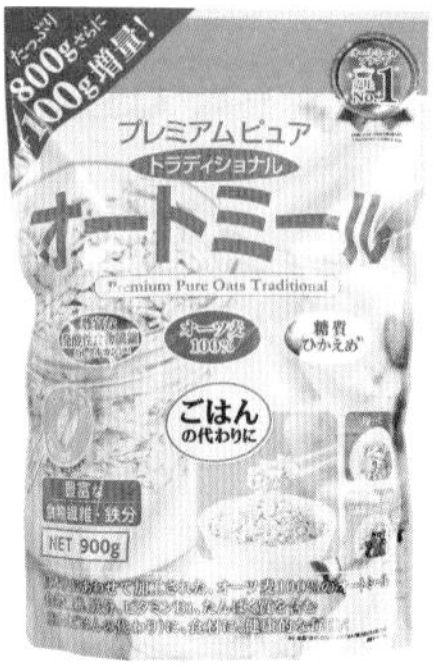

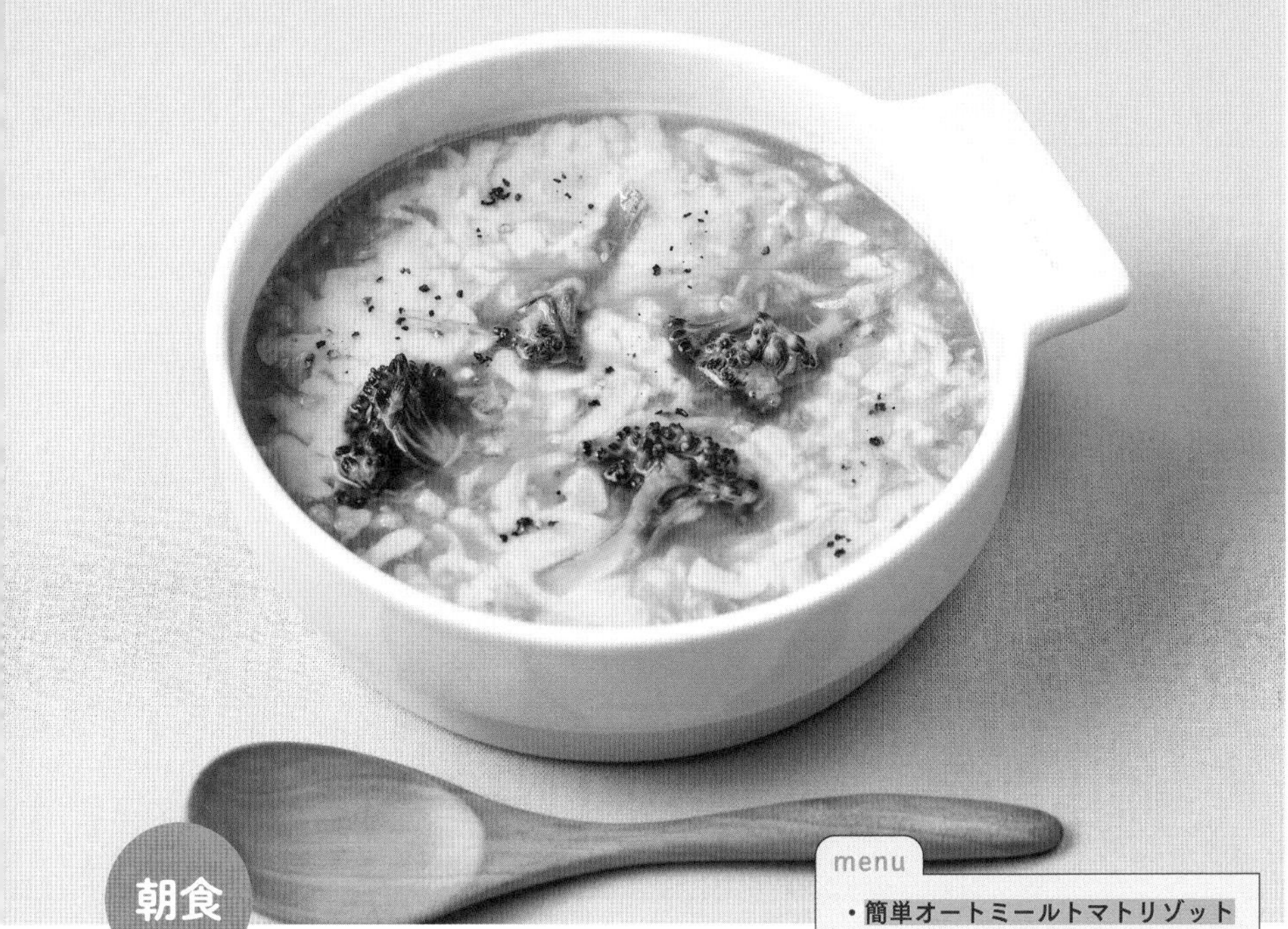

朝食

menu
・簡単オートミールトマトリゾット

ツナは缶汁ごと加えて旨味たっぷりに。ダイエット中でも適量であればチーズもOK。
ただし、かけすぎは脂質オーバーになるので、ちゃんと量って加えましょう

簡単オートミールトマトリゾット

材料（1人分）

A
- オートミール（ロールドオーツ）… 30g
- ツナ水煮缶 … 小1缶（70g）
- コンソメスープの素 … 小さじ1
- トマトケチャップ … 大さじ1
- 水 … 150mℓ

ピザ用チーズ … 30g

作り方

1. 耐熱容器にAを入れてよく混ぜる。ふんわりとラップをかけて600Wの電子レンジで2分加熱する。
2. いったん取り出してチーズをのせ、再びふんわりとラップをかけて600Wの電子レンジで2分加熱する。好みでゆでおきブロッコリー（P27）をのせ、こしょうをふる。

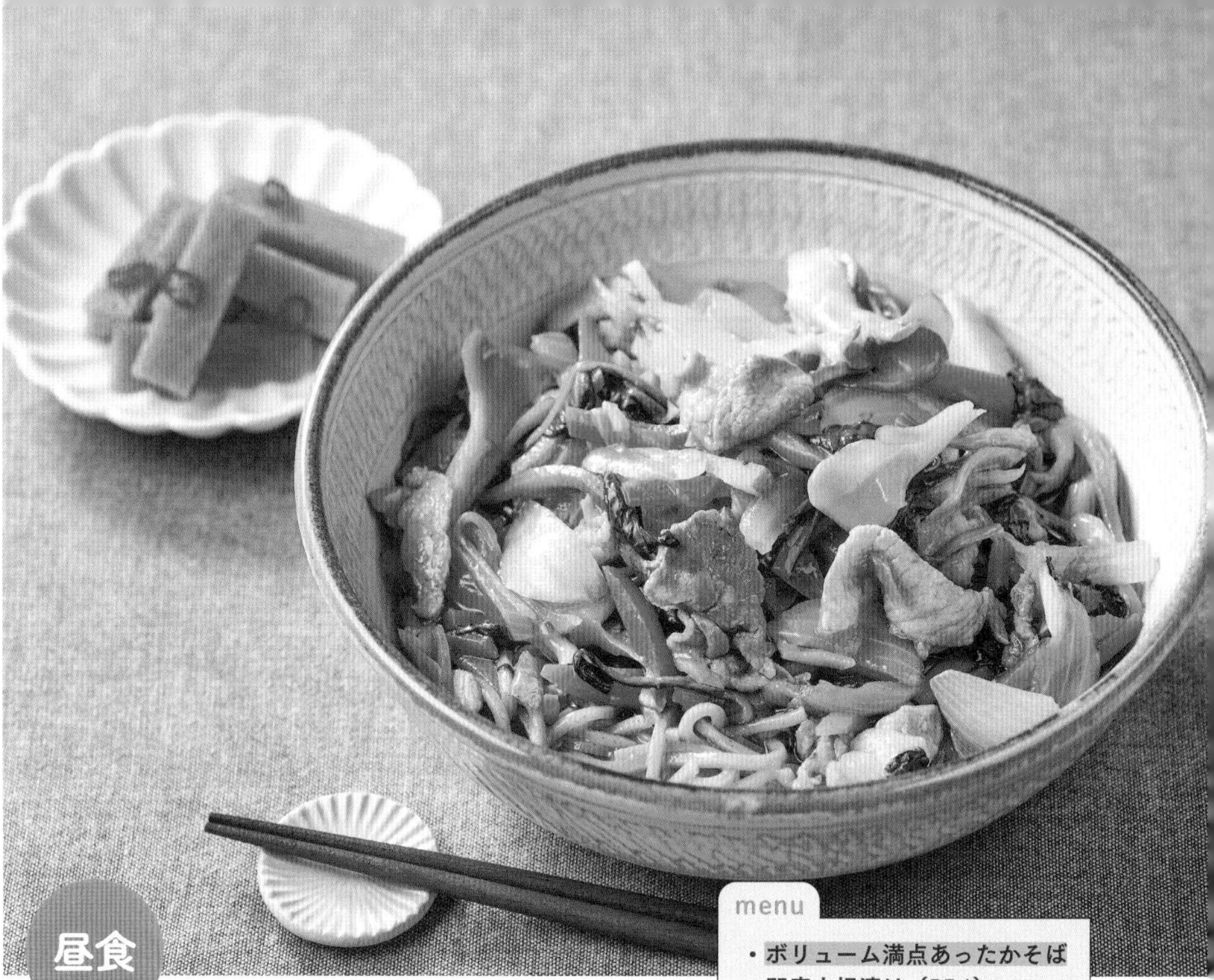

昼食

menu

- ボリューム満点あったかそば
- 即席大根漬け（P54）

ふだんから豚肉を選ぶときは、バラ肉ではなく、
もも肉や脂身少なめのロース肉を選ぶクセをつけると◎

ボリューム満点あったかそば

材料（作りやすい分量）

豚もも薄切り肉 … 150g
玉ねぎ … 1個（200g）
ほうれん草 … 大1/2束（150g）
まいたけ … 1パック（100g）
にんじんの細切り（P27）… 100g
ゆでそば（市販品）… 1袋（130g）
しょうがのせん切り … 2かけ分
ごま油 … 小さじ1
麺つゆ（5倍濃縮）… 50㎖
片栗粉 … 大さじ1

作り方

1. 玉ねぎは大きめのくし形に、ほうれん草は5㎝長さに切る。まいたけはほぐす。豚肉は一口大に切る。
2. 鍋にごま油としょうがを入れて中火にかけ、香りが立ったら1とにんじんを入れて炒め合わせる。野菜がしんなりし、肉の色が変わったら、水300㎖を加え、ふたをして5分煮る。火を止めて、麺つゆと片栗粉を混ぜて加え、3分ほど煮てとろみをつける。
3. そばをさっとゆでて器に盛り、2の半量を注ぐ。

*汁と具の半量は残して、夕食の「あったかスンドゥブ」に使う。

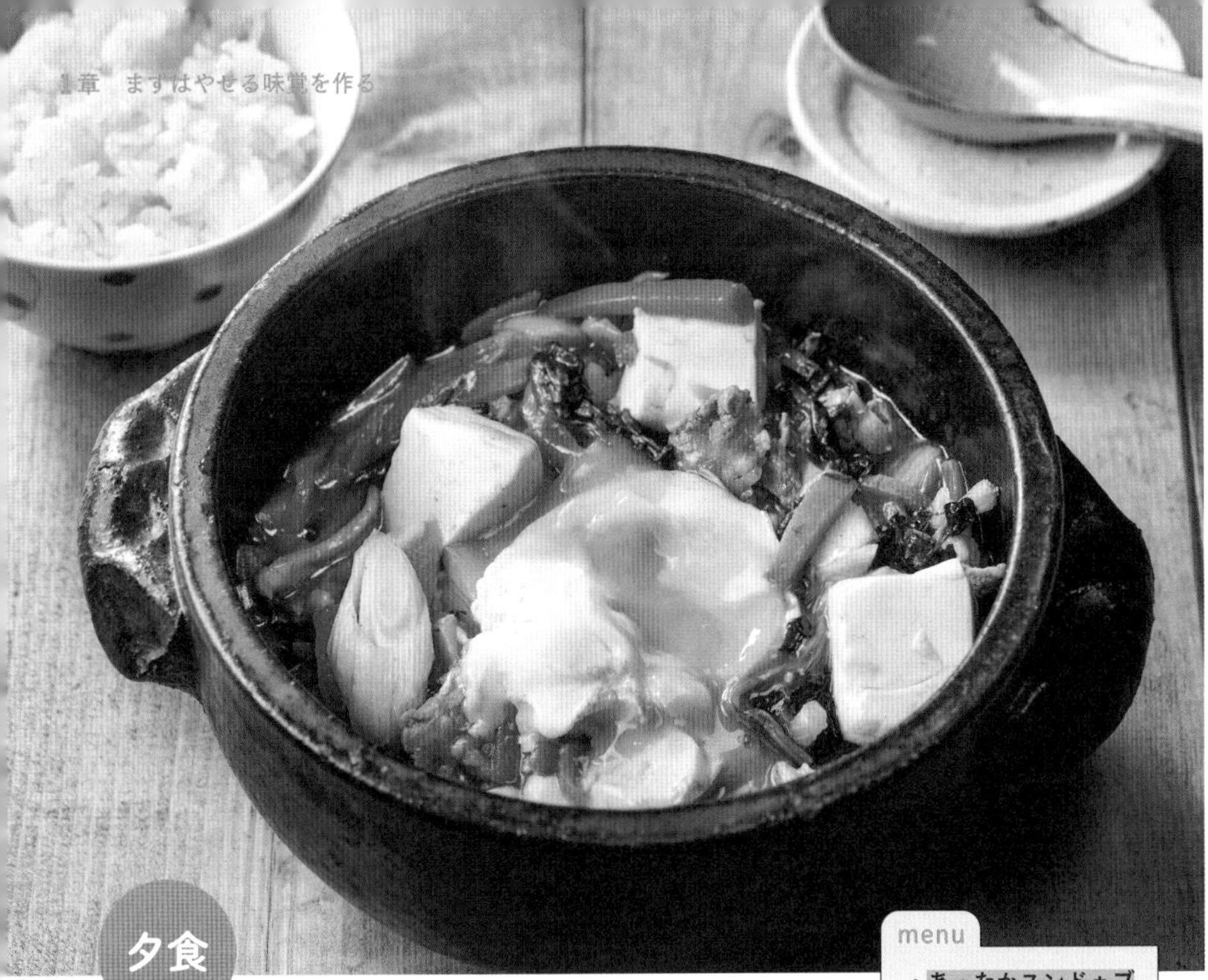

夕食

menu
・あったかスンドゥブ

昼のそばの汁にコチュジャンを加えれば、
韓国の定番煮込みに早変わり。たっぷりの豆腐でお腹が満足します

あったかスンドゥブ

材料（1人分）

ボリューム満点あったかそば（P30）の汁と具 … 半量
絹ごし豆腐 … 1/2丁（150g）
コチュジャン … 10g
長ねぎの斜め薄切り … 1/3本分（30g）
卵 … 1個
温かいご飯 … 150g

作り方

1. ボリューム満点あったかそばの汁と具を鍋に入れ、中火にかける。ひと煮立ちしたら、コチュジャンを加えて混ぜ、豆腐をすくって加える。長ねぎを加えて、長ねぎがしんなりするまで煮る。
2. 卵を割り入れてふたをし、半熟になるまで煮る。
3. 器にご飯を盛り、2に添えたり、2をかけたりして食べる。

TUESDAY

火曜日

合計 1439kcal

（たんぱく質94g / 脂質39g / 炭水化物190g）

炒める油に
気をつけてみよう

1日目を終えて、体に変化はありましたか？

この1週間は、自分を変えるための第一歩。体重だけでなく、肌の調子やトイレの回数、睡眠時間の変化など、自分の小さな変化を見逃さないようにしましょう。

本日から気をつけてもらいたいのは、炒めたり、焼いたりするときの油についてです。調理するときに何げなくボトルから油を注いでいませんか？　ダイエット中は1品で油小さじ1を目安にし、量って使います。大きなフライパンを使っていて油が足りないと感じたら、シリコン製の刷毛でのばしてみて。少ない油でも問題なく調理できることがわかります。

火曜日の注目やせ食材

オリゴ糖

ねこくら式レシピでは、砂糖はできるだけオリゴ糖に置き換えています。オリゴ糖は、砂糖に比べてカロリーが低いのはもちろんですが、胃で分解されないため、直接腸に届きます。その結果、善玉菌のエサになり、腸内環境を改善する効果があります。

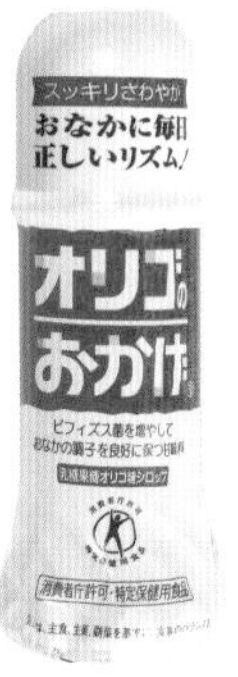

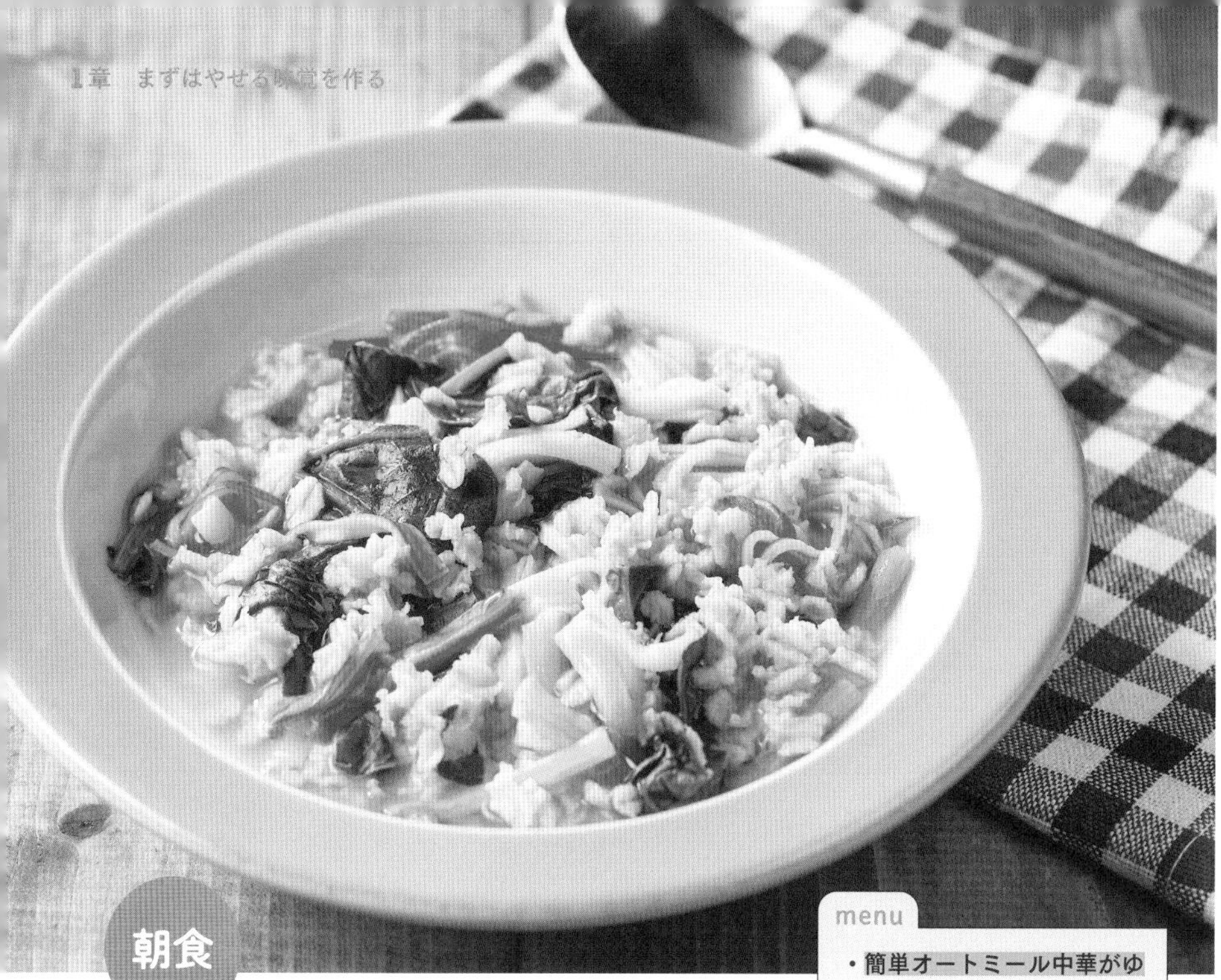

朝食

menu

・簡単オートミール中華がゆ

かに風味かまぼこは、彩りよしで
たんぱく質がしっかりとれる、ダイエットの味方食材です

簡単オートミール中華がゆ

材料（1人分）

オートミール（ロールドオーツ）… 30g
かに風味かまぼこ … 4本（30g）
ほうれん草 … 1株（30g）
鶏ガラスープの素 … 小さじ1
ごま油 … 小さじ1

作り方

1. ほうれん草は3cm長さに切る。かに風味かまぼこは細く裂く。
2. 耐熱ボウルにごま油以外のすべての材料と水150mℓを入れて混ぜ、ふんわりとラップをかけて600Wの電子レンジで2分加熱する。
3. いったん取り出して混ぜ、再びラップをふんわりとかけて600Wの電子レンジで1分30秒加熱する。器に盛り、ごま油を回しかける。

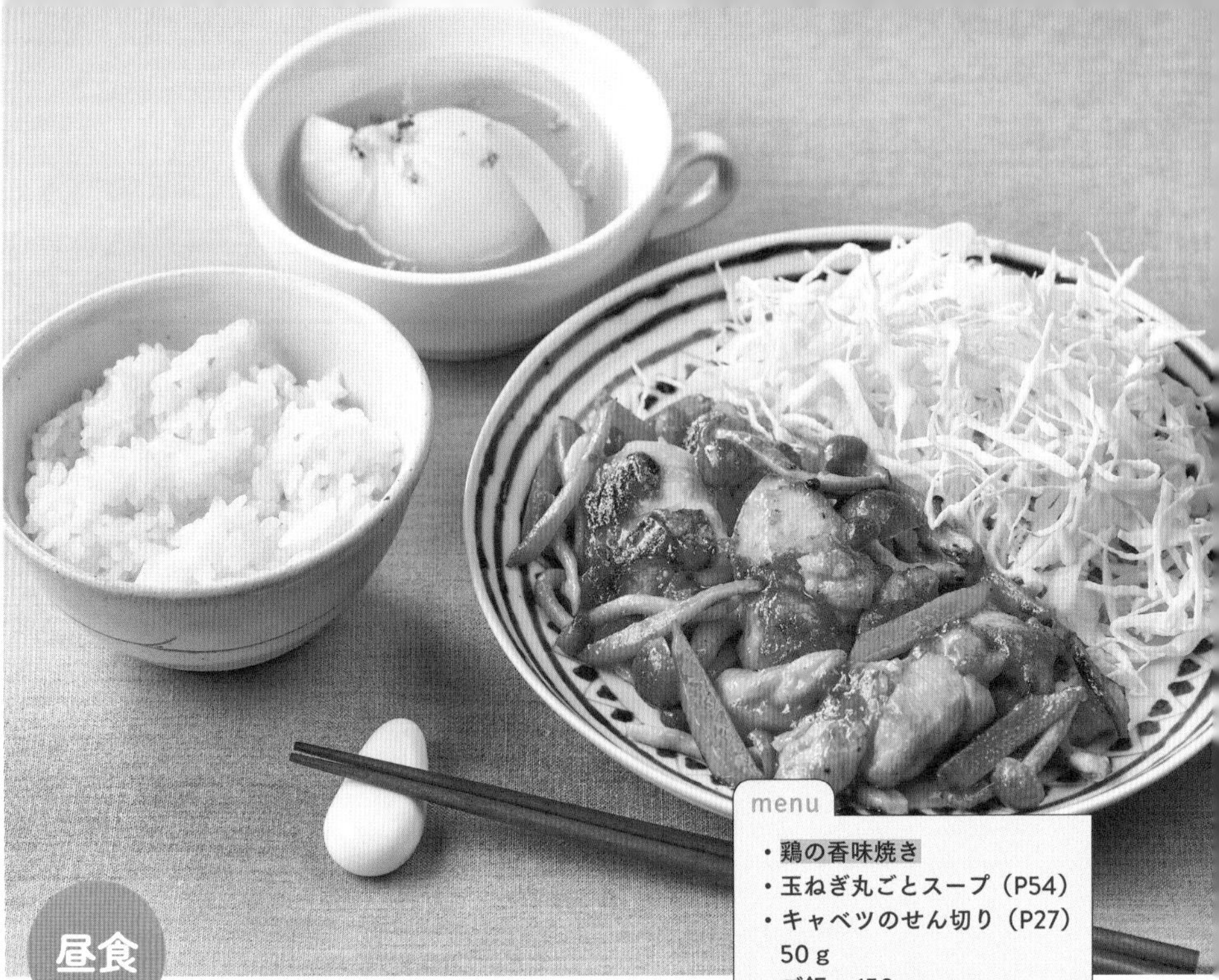

昼食

menu

- 鶏の香味焼き
- 玉ねぎ丸ごとスープ（P54）
- キャベツのせん切り（P27） 50 g
- ご飯　150 g

鶏もも肉はNGと思いきや、皮なしなら使ってOK。
もも肉派の家族にも喜ばれる1品です

鶏の香味焼き

材料（２人分）

鶏もも肉（皮なし）… 大１枚（300g）
しめじ(またはほぐしきのこ〈P27〉)
… １パック（100g）
にんじんの細切り（P27）… 50g
たれ
しょうゆ … 小さじ４
酒 … 大さじ２
オリゴ糖 … 小さじ１
コチュジャン … 小さじ１
にんにく（チューブ）… 小さじ１
しょうが（チューブ）… 小さじ１
片栗粉 … 大さじ２
ごま油 … 小さじ１

作り方

1. しめじはほぐす。鶏肉は一口大に切り、たれの材料を混ぜて加え、10分以上おいてなじませ、片栗粉をまぶす。
2. フライパンにごま油を刷毛で広げて中火にかけ、１の鶏肉をたれごと入れて焼く。あいた所ににんじんとしめじを入れて焼く。鶏肉にこんがりと焼き色がついたら上下を返し、野菜とさっと炒め合わせ、ふたをして、弱めの中火で２分30秒蒸し焼きにする。ふたをはずして汁けがなくなるまで炒める。

＊半量は残して、夕食の「ユッケジャンクッパ」に使う。

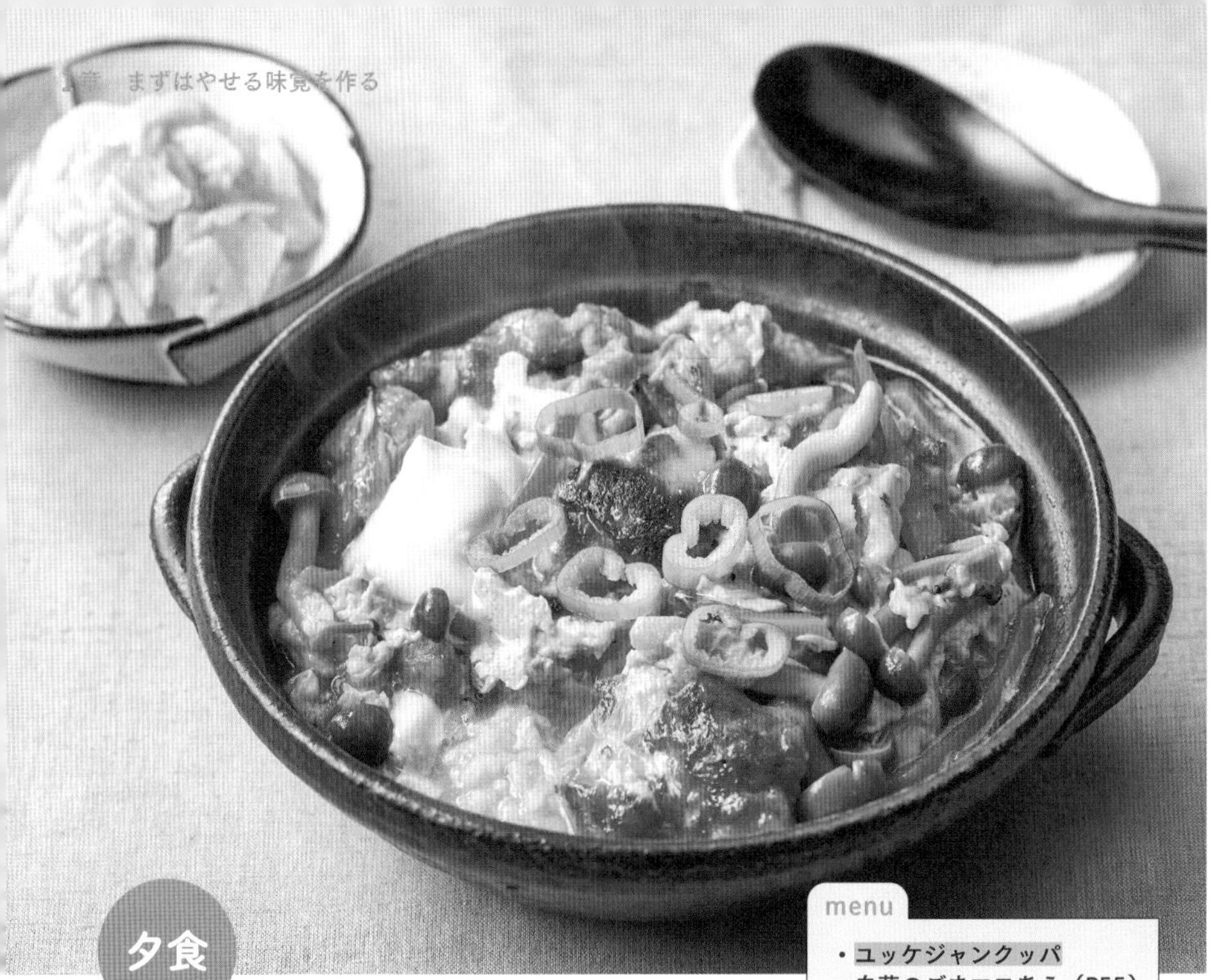

夕食

menu

・ユッケジャンクッパ
・白菜のごまマヨあえ（P55）

ご飯を加えたクッパなら1皿で大満足。
仕上げの塩はほんの少しにして、翌朝のむくみ防止に

ユッケジャンクッパ

材料（１人分）

鶏の香味焼き（P34）… 半量
しめじ(またはほぐしきのこ〈P27〉) … 1/2パック（50g）
溶き卵 … ２個分
鶏ガラスープの素 … 小さじ１
温かいご飯 … 150g
長ねぎの青い部分の小口切り … 少々
塩 … 適量

作り方

1. しめじはほぐす。
2. 鍋に鶏の香味焼き、１、スープの素、水200㎖を入れて中火にかける。ひと煮立ちしたら卵を回し入れてふたをし、１分30秒煮る。塩で味をととのえ、長ねぎの小口切りを散らす。
3. ご飯を大きめの器に盛って、２をかける。

WEDNESDAY

水曜日

合計 **1571kcal**

（たんぱく質95g / 脂質45g / 炭水化物213g）

3日目を乗り切れば、折り返しです

三日坊主という言葉があるように、ダイエットも3日目が辛いと言われます。

でも、人は必ず慣れるもの。3日目を乗り切れば、もう折り返しです。きっと1週間完走できますよ！

とはいえ、間食をいつもたっぷりとっている人には、口さみしいと感じられるかもしれません。どうしても甘いものが食べたくて我慢できなくなったら、みかん1個やデーツ2粒なら食べてもOKです。ただし、食べ終わったらそこでストップし、次の食事にそなえましょう。

水曜日の注目やせ食材

アーモンドミルク

アーモンドミルクはアーモンドを水に浸してやわらかくし、攪拌して汁を搾ったもの。牛乳に比べて低カロリー・低糖質なうえに濃厚な味わいなので、牛乳の置き換えに使うと便利です。大量には使わないので、200mℓくらいの小パックがおすすめです。

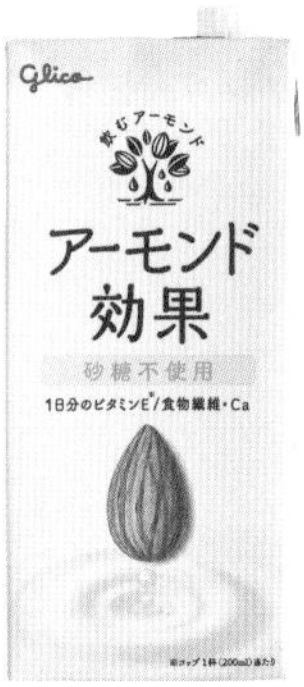

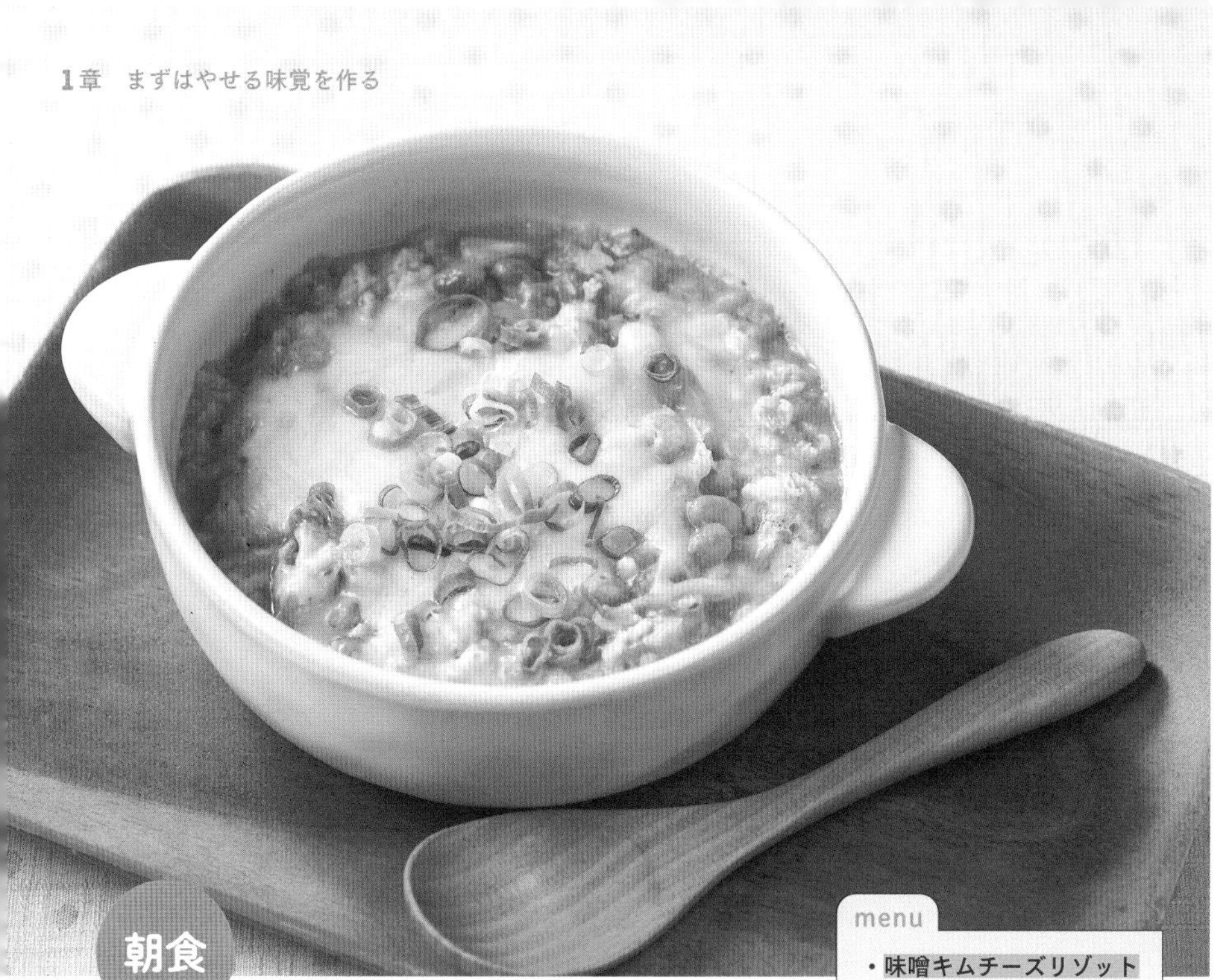

朝食

menu
・味噌キムチーズリゾット

納豆＋チーズの発酵食コンビなら、
朝から腸によい食事ができます

味噌キムチーズリゾット

材料（1人分）

A
- オートミール（ロールドオーツ）… 30g
- キムチ … 30g
- 納豆 … 小1パック
- 味噌 … 小さじ1
- 水 … 150mℓ

ピザ用チーズ … 30g

作り方

1. Aの納豆は付属のたれを混ぜる。キムチはキッチンバサミで小さめに刻む。
2. 耐熱容器にAを入れてよく混ぜる。ふんわりとラップをかけ、600Wの電子レンジで2分加熱する。
3. 取り出してざっと混ぜてチーズをのせ、再びラップをかけ、600Wの電子レンジで1分加熱し、好みで小ねぎの小口切りをふる。

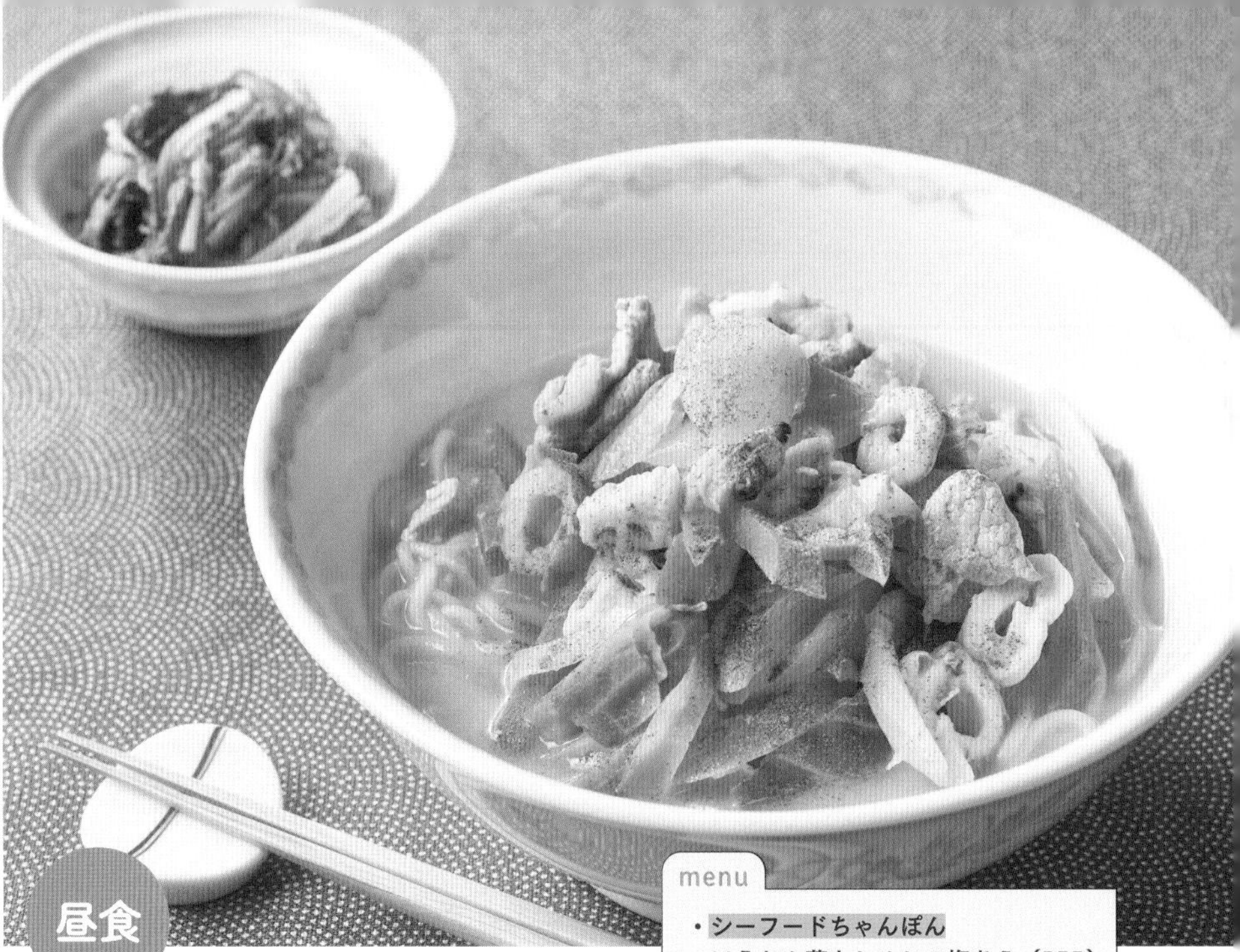

昼食

menu

- シーフードちゃんぽん
- ほうれん草としめじの梅あえ（P55）

アーモンドミルクを加えたスープは、低脂質でヘルシーだから、中華麺もOK！
汁は飲み干さずに少し残すと、塩分カットになってさらに健康的

シーフードちゃんぽん

材料（作りやすい分量）

A
- シーフードミックス（半解凍したもの）…100g
- 豚もも薄切り肉…100g
- ちくわの輪切り… 2本分（30g）
- キャベツのせん切り（P27）…50g
- にんじんの細切り（P27）…50g
- 玉ねぎの薄切り（P27）… 1個分（200g）

中華生麺… 1玉（150g）

煮汁
- 鶏ガラスープの素…小さじ2
- にんにく（チューブ）…少々
- 水…300㎖

オイスターソース…大さじ1
アーモンドミルク…200㎖
塩…適量
こしょう…適量

作り方

1. Aの豚肉は食べやすく切る。中華麺は袋の表示通りにゆで、器に盛る。鍋にAを入れ、煮汁の材料を混ぜて注いで中火にかける。
2. 肉に火が通り、野菜がしんなりしたら、火を止めてオイスターソース、アーモンドミルクを加えて混ぜ、弱火にかけ、温まったら火を止める。塩で味をととのえる。具の半量と汁の2/3量を1の器にかけ、こしょうをふる。

＊具の半量、汁の1/3量は残して、夕食の「中華丼」に使う。

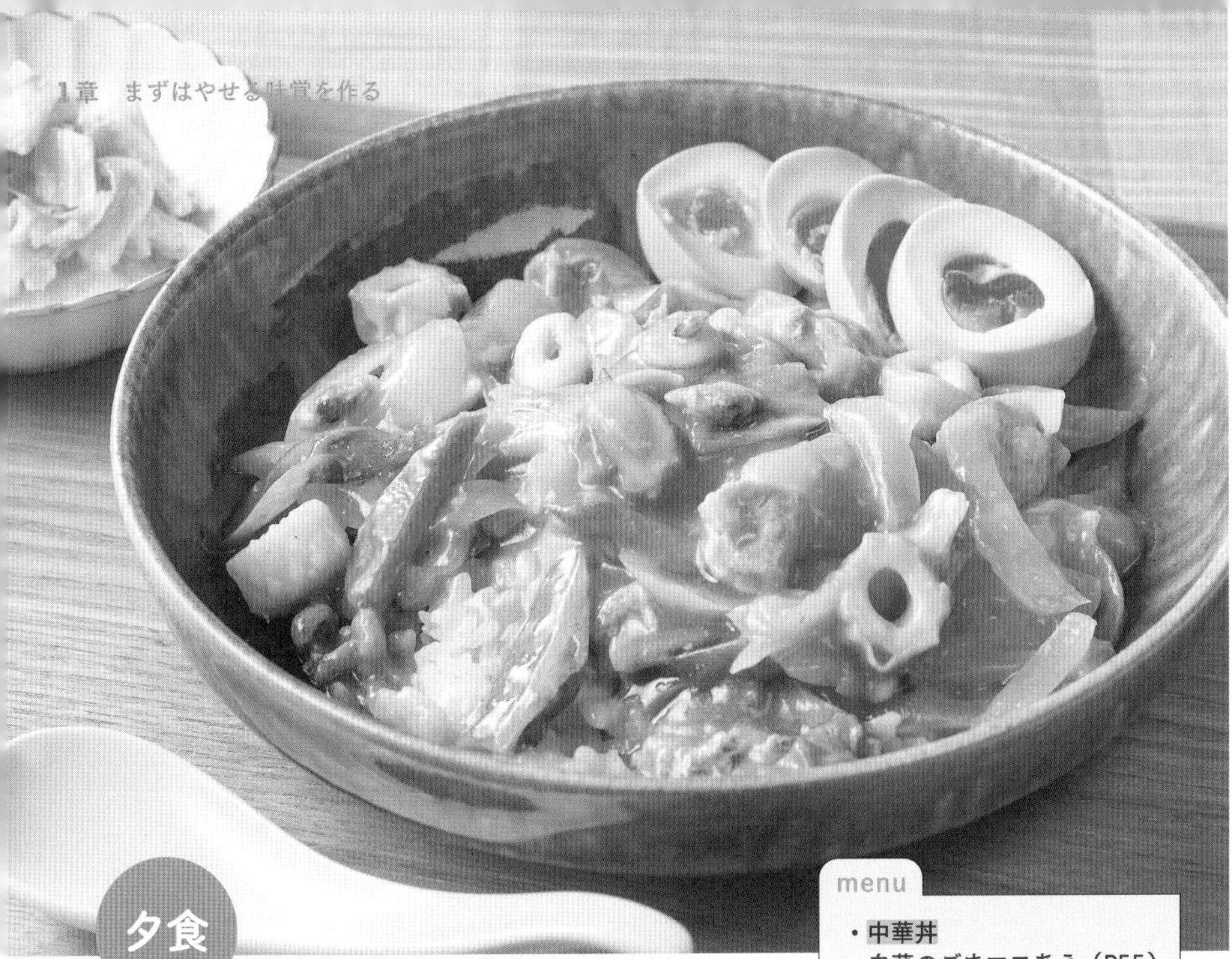

夕食

menu
- 中華丼
- 白菜のごまマヨあえ（P55）

片栗粉でとろみをつけると、温かさがキープされ、
満腹感を得やすくなります

中華丼

材料（１人分）

シーフードちゃんぽん（P38）の具 … 半量
シーフードちゃんぽん（P38）の汁 … 1/3量
長ねぎの斜め薄切り … 5㎝分（10g）
温かいご飯 … 150g
水溶き片栗粉
　片栗粉 … 大さじ１
　水 … 大さじ２
煮卵(P27) … １個
ごま油 … 小さじ１

作り方

1. シーフードちゃんぽんの汁と具、長ねぎを鍋に入れ、中火にかける。ひと煮立ちしたら水溶き片栗粉を加えて混ぜ、とろみがつくまで煮る。
2. ご飯をどんぶりに盛り、１をかけ、ごま油を回しかける。煮卵を輪切りにしてのせる。

THURSDAY

木曜日

合計 1404kcal

（たんぱく質81g / 脂質38g / 炭水化物200g）

体重以外の変化にも よーく目を向けて

４日目の体調はいかがですか？

今までお米を食べないダイエットを続けてきた方の中には、体重が少し増える方もいるかもしれません。

でもそれは糖質が水分をためる性質があるからむくんでいるだけ。脂肪ではないので安心してグッとこらえてみましょう。

食欲の安定や、手足のポカポカ、よい眠りなど、体重以外の変化にも目を向けると、ダイエットはうまくいきます！

木曜日の注目やせ食材

豆腐

豆腐はねこくら式レシピで頻繁に使う食材のひとつ。その理由としては、比較的安価で価格変動も少ないため。豆腐をおいしく食べるには、水きりが重要です。おすすめの方法は、ペーパータオルで豆腐を包んで耐熱皿にのせ、600Wの電子レンジで３分加熱。そのまま15分おくと水分が出てくるので、水けをよくきり、表面の水分もペーパータオルで拭き取ると、しっかり水きりできます。

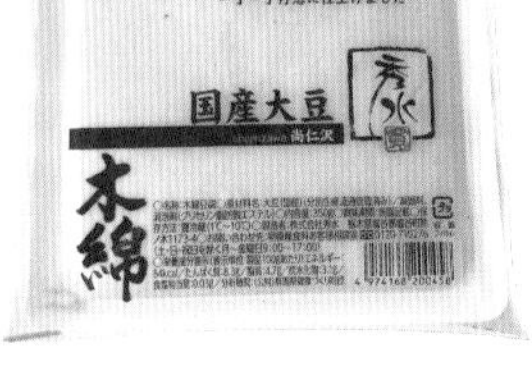

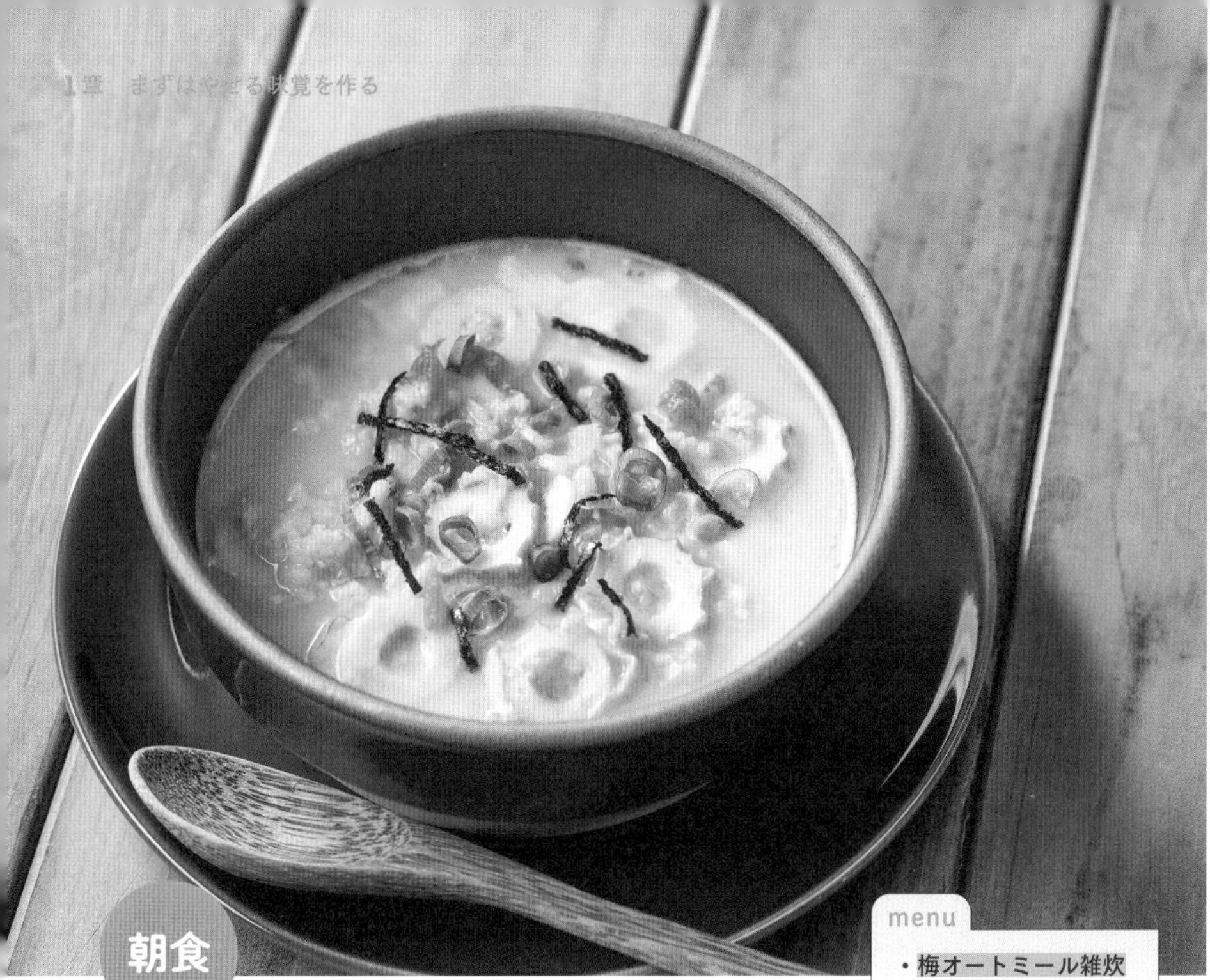

朝食

menu

・梅オートミール雑炊

梅がゆをイメージして作りました。
ちくわも高たんぱく、低脂質食材です

梅オートミール雑炊

材料（1人分）

A
- オートミール（ロールドオーツ）… 30g
- 白だし … 小さじ2（10g）
- ちくわ … 1本
- 梅干し … 1個
- 水 … 200㎖

卵 … 1個
刻み海苔 … 少々

作り方

1. Aの梅干しは種を抜き、キッチンばさみで細かく切る。ちくわはキッチンバサミで5㎜幅の輪切りにする。
2. 耐熱ボウルにAを入れ、よく混ぜ、中央に卵を割り入れ、少しくずす。ふんわりとラップをかけ、600Wの電子レンジで2分30秒加熱する。
3. いったん取り出して混ぜ、卵を軽くくずす。再びラップをかけ、600Wの電子レンジで1分加熱する。器に盛り、刻み海苔を散らす。好みで小ねぎの小口切りをふる。

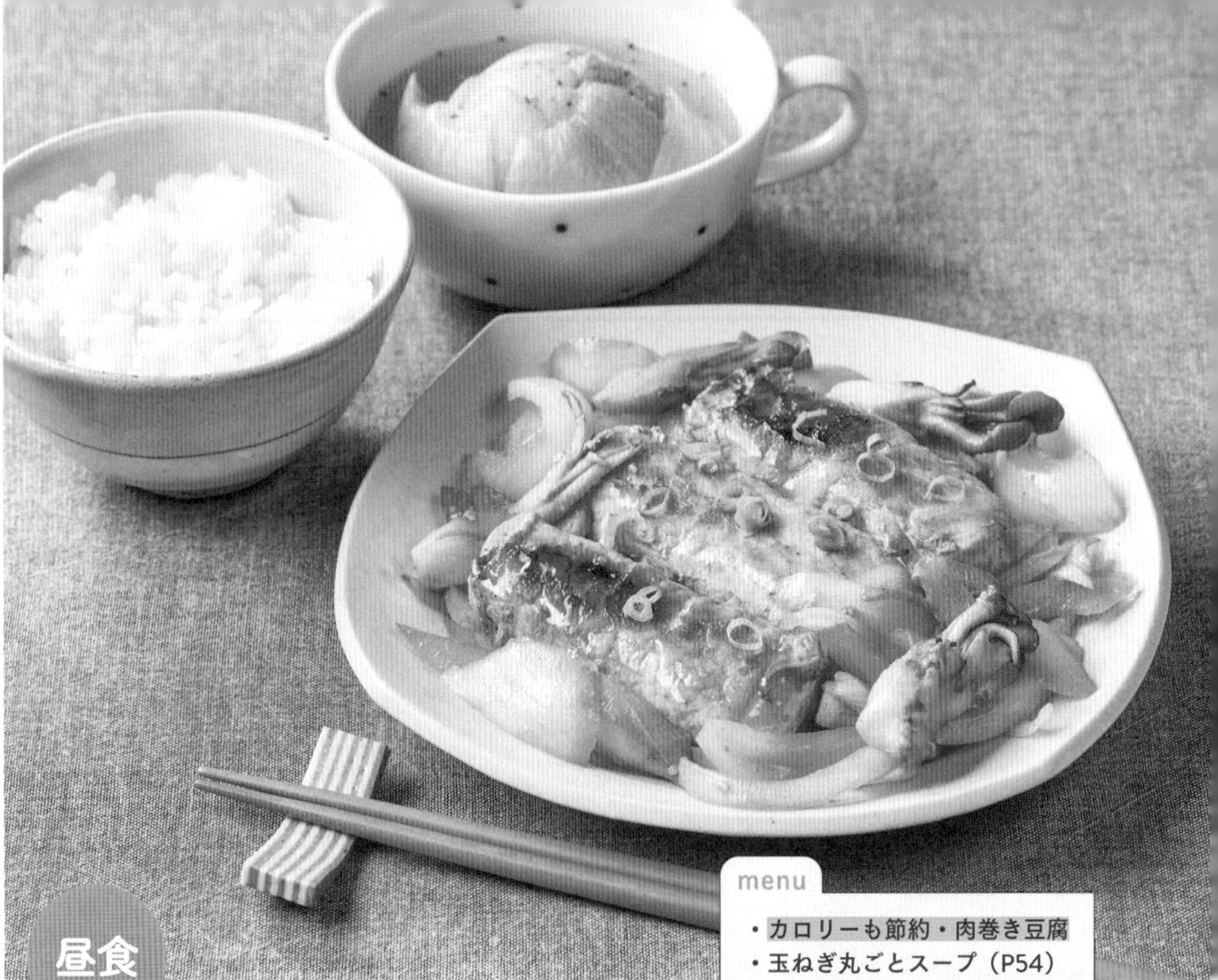

昼食

menu

- カロリーも節約・肉巻き豆腐
- 玉ねぎ丸ごとスープ（P54）
- ご飯　150g

肉巻き豆腐でボリュームアップ。お財布にも体にもヘルシーに

カロリーも節約・肉巻き豆腐

材料（作りやすい分量）

もめん豆腐 … 1丁(300g)
豚もも薄切り肉 … 3枚(100g)
小麦粉 … 小さじ3と1/2
玉ねぎ … 1個（200g）
まいたけ … 1/2パック(50g)
オリーブオイル … 小さじ1
塩 … 少々

合わせ調味料

麺つゆ（5倍濃縮）… 大さじ1
酒 … 小さじ1
オリゴ糖 … 小さじ1
カレー粉 … 小さじ1/2
にんにく（チューブ）… 少々
しょうが（チューブ）… 少々

作り方

1. ペーパータオルで豆腐を包み、600Wの電子レンジで3分加熱する。そのまま15分おいて、水けをよくきる。
2. 玉ねぎは薄いくし形切りにする。まいたけはほぐす。
3. 豆腐を6等分の長方形に切る。豚肉を広げ、塩と小麦粉小さじ1/2をふって豆腐1切れをのせ、くるくると巻く。これを3個作る。残りの豆腐は小麦粉小さじ3をまぶす。
4. フライパンにオリーブオイルを塗り、3の肉を巻いた豆腐の巻き終わりを下にして並べ入れ、肉を巻いていない豆腐も入れて、中火にかける。それぞれ焼き色がついたら上下を返し、フライパンのあいたところに2を入れ、ふたをして3分蒸し焼きにする。
5. 野菜がしんなりしたら、合わせ調味料を全体に回しかけ、さっと混ぜる。肉巻き豆腐と、野菜の半量を器に盛り、好みで小ねぎの小口切りをふる。

＊肉を巻いていない豆腐と野菜の半量は、夕食の「豆腐のホットサラダ」に使う。

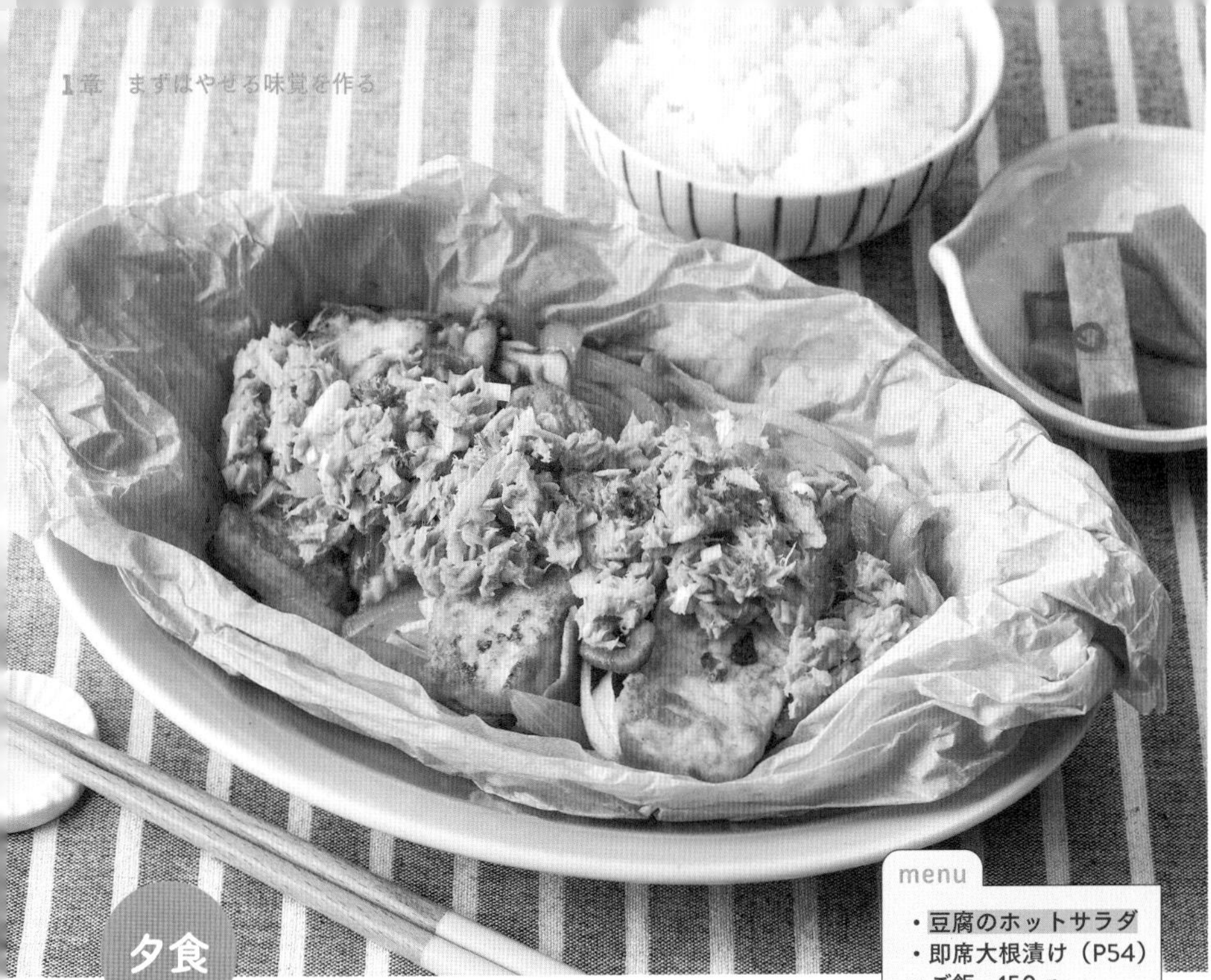

夕食

menu

- 豆腐のホットサラダ
- 即席大根漬け（P54）
- ご飯　150ｇ

オーブンペーパーで包み、レンチンするだけのボリュームサラダです。
昼食に手間をかけた分、夜は超時短に！

豆腐のホットサラダ

材料（1人分）

カロリーも節約・肉巻き豆腐(P42)で取りおいた豆腐… 全量

カロリーも節約・肉巻き豆腐(P42)の野菜… 半量

白菜 … 大1枚（100g）

ツナソース

ツナ水煮缶 … 小1缶（70g）

長ねぎのみじん切り… 5cm分（10g）

ポン酢しょうゆ … 小さじ1

作り方

1. 白菜はざく切りにする。ツナの缶汁を軽くきって、ツナソースの材料を混ぜ合わせる。
2. 耐熱皿にオーブンペーパーを大きめに切って広げ、白菜を広げてのせる。カロリーも節約・肉巻き豆腐で取りおいた豆腐と野菜を重ね、キャンディの包み紙のようにオーブンペーパーを閉じて両端をねじる。600Wの電子レンジで5分加熱する。
3. オーブンペーパーを開き、1のツナソースをのせる。好みでパセリのみじん切りをふる。

昼食の野菜の半量と、焼いておいた豆腐、白菜をオーブンペーパーで包んで電子レンジ加熱。蒸気がまわり、おいしく蒸されて全体に味も行き渡る。

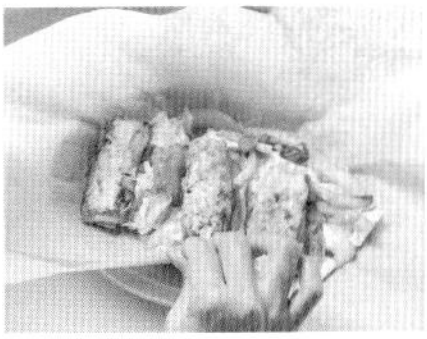

FRIDAY

金曜日

合計 1557kcal

（たんぱく質110g / 脂質42g / 炭水化物202g）

味覚に変化はありましたか？

５日目になり、体調に変化はありましたか？

この１週間の食事は、いろいろな食材や調味料で、バリエーションをつけています。人によっては、薄味に感じられるかもしれません。

ねこくら式レシピは物足りなさを感じにくいよう、しっかりめの味つけにしていますが、それでも外食やジャンクフードに比べると薄め。でも、そのおかげで食材の味を感じるようになったり、薄味でも満足のいく味覚にリセットできたりします。

舌が変わると好んで食べるものも変わり、そして体が変わります。それが理想の変化です。

金曜日の注目やせ食材

鶏肉

ダイエットといえば、鶏むね肉やささ身と思いがちですが、火曜日と金曜日の昼食と夕食では皮を除いた鶏もも肉を使っています。鶏もも肉の脂質の多くは皮に含まれるため、それを除き、さらに白い脂肪の部分を包丁で削いで除くと、鶏むね肉とさほど変わらずに使えます。

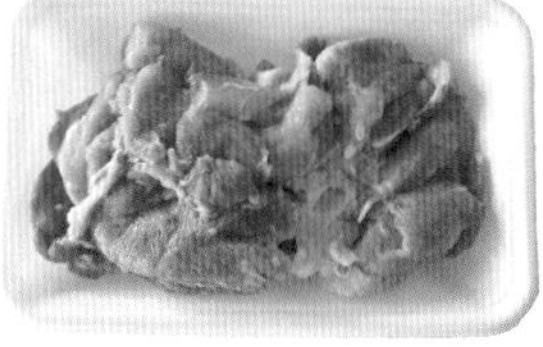

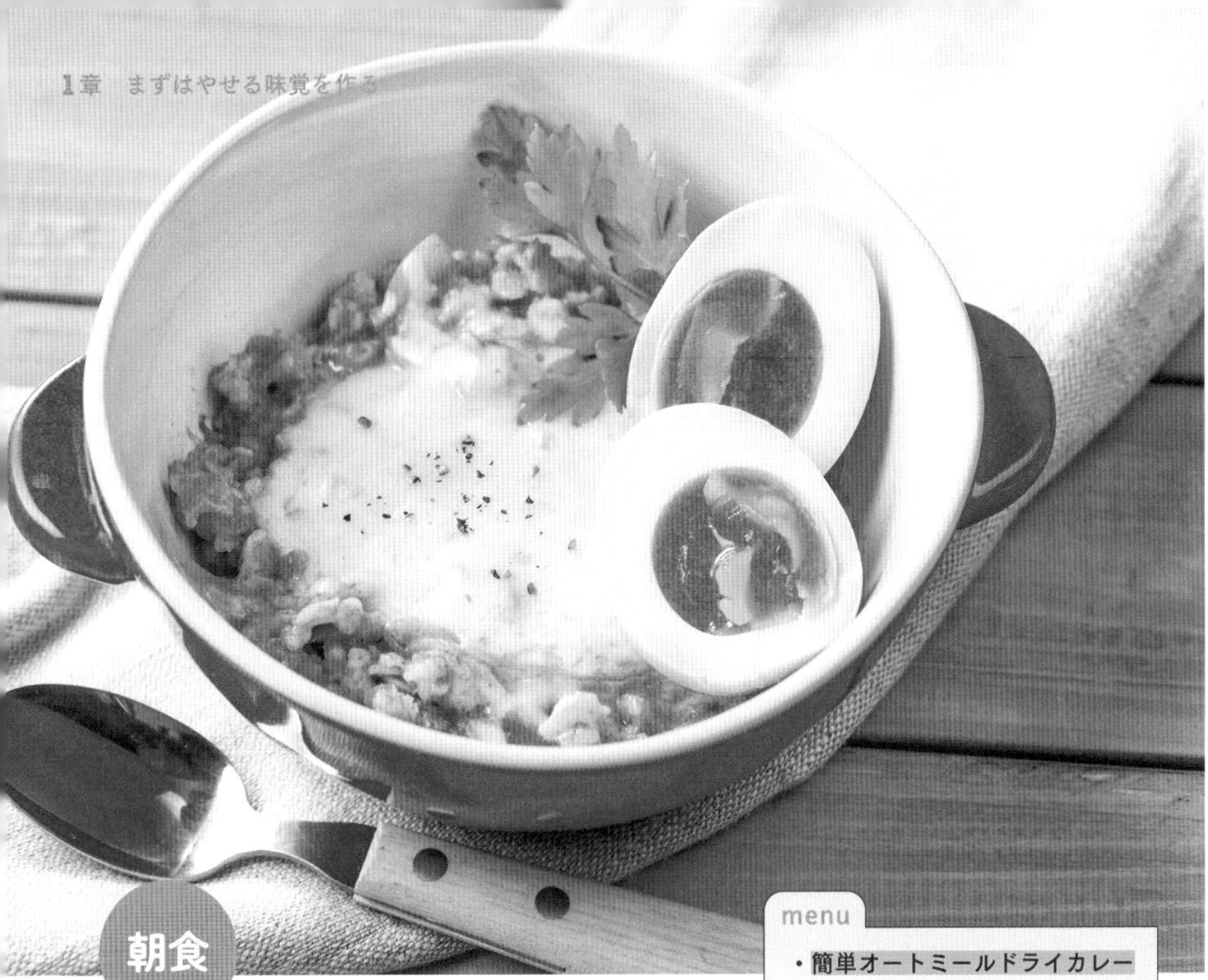

朝食

menu
・簡単オートミールドライカレー

チーズのコクで満足度UP!　スパイスが
オートミールの特有のにおいをカバーするので、苦手な人でも食べやすくなります

簡単オートミールドライカレー

材料（1人分）

A
- オートミール（ロールドオーツ）… 30g
- 玉ねぎの薄切り（P27）… 30g
- 麺つゆ（5倍濃縮）… 小さじ1～2
- カレー粉 … 小さじ2
- 水 … 150mℓ

ピザ用チーズ … 30g
煮卵（P27）… 1個

作り方

1. Aの玉ねぎは粗く刻む。耐熱容器にAを入れてよく混ぜ、ふんわりとラップをかけて、600Wの電子レンジで3分加熱する。
2. いったん取り出してざっと混ぜ、チーズをのせて、再びふんわりとラップをかけて、600Wの電子レンジで1分加熱する。煮卵を半分に切ってのせる。好みでイタリアンパセリを添え、こしょうをふる。

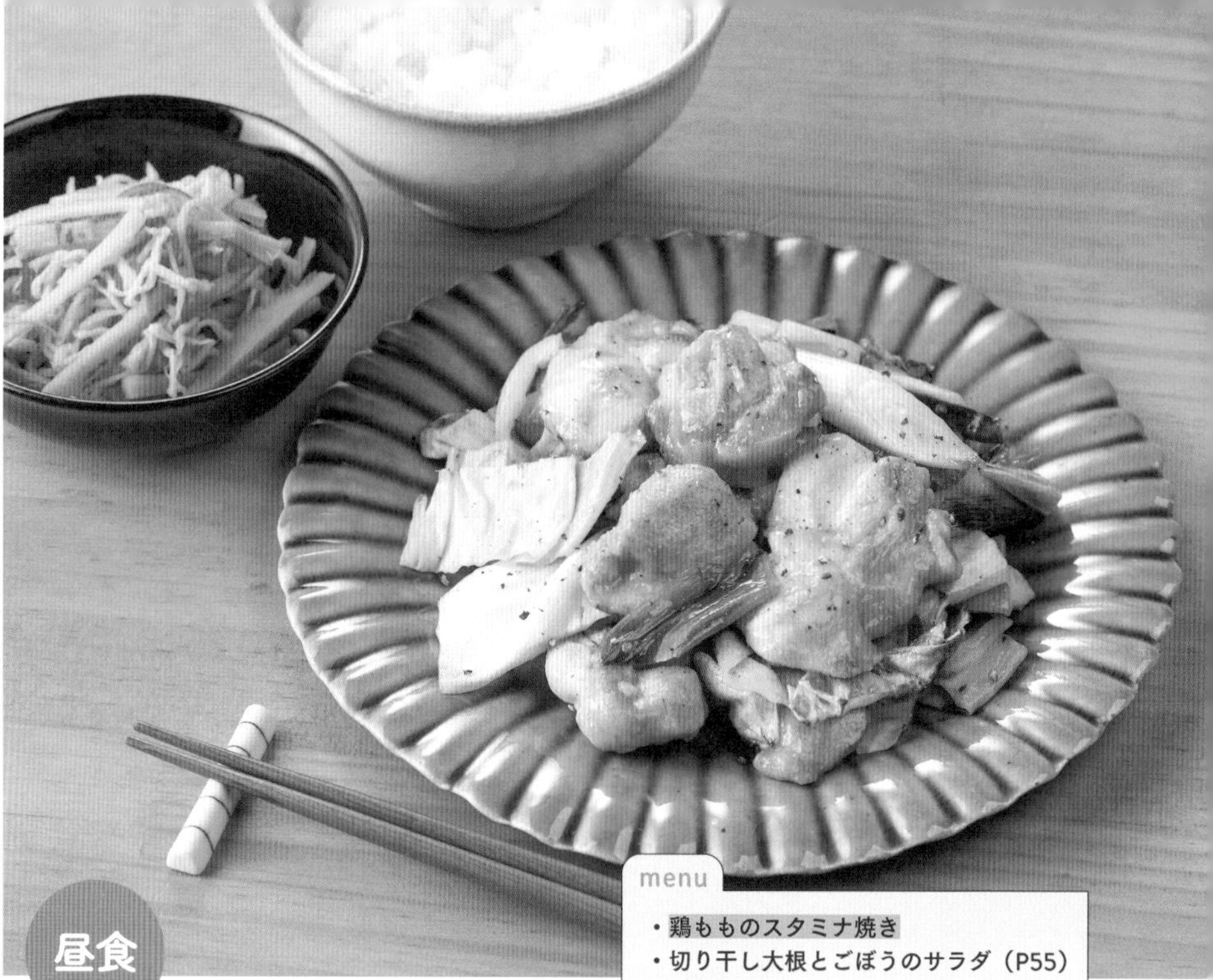

昼食

menu

- 鶏もものスタミナ焼き
- 切り干し大根とごぼうのサラダ（P55）
- ご飯　150ｇ

にんにくとしょうがでガツンとした味ですが、
キャベツがたっぷり、油ひかえめで驚くほどヘルシー

鶏もものスタミナ焼き

材料（２人分）

鶏もも肉（皮なし）…大１枚（300g）

下味

- 酒…大さじ１
- 片栗粉…大さじ１
- 塩…ひとつまみ
- こしょう…少々

キャベツ…小1/8個（100g）

長ねぎ…１本（100g）

ごま油…小さじ１

合わせ調味料

- オイスターソース…小さじ１
- 鶏ガラスープの素…小さじ１
- にんにく（チューブ）…少々
- しょうが（チューブ）…少々

作り方

1. キャベツはざく切りに、長ねぎは斜め１㎝幅に切る。鶏肉は一口大に切り、下味を揉み込み、10分おく。
2. フライパンにごま油を中火で熱し、１の鶏肉を並べ入れ、両面を色が変わるまで焼いて取り出す（完全に火を通さなくてよい）。
3. 続けてフライパンにキャベツと長ねぎを入れて、しんなりするまで炒め合わせる。２を戻し入れて合わせ調味料を加え、全体を炒め合わせたらふたをする。２分30秒蒸し焼きにし、鶏肉に火が通ったら半量を器に盛る。

＊半量は残して、夕食の「鶏のもつ鍋風」に使う。

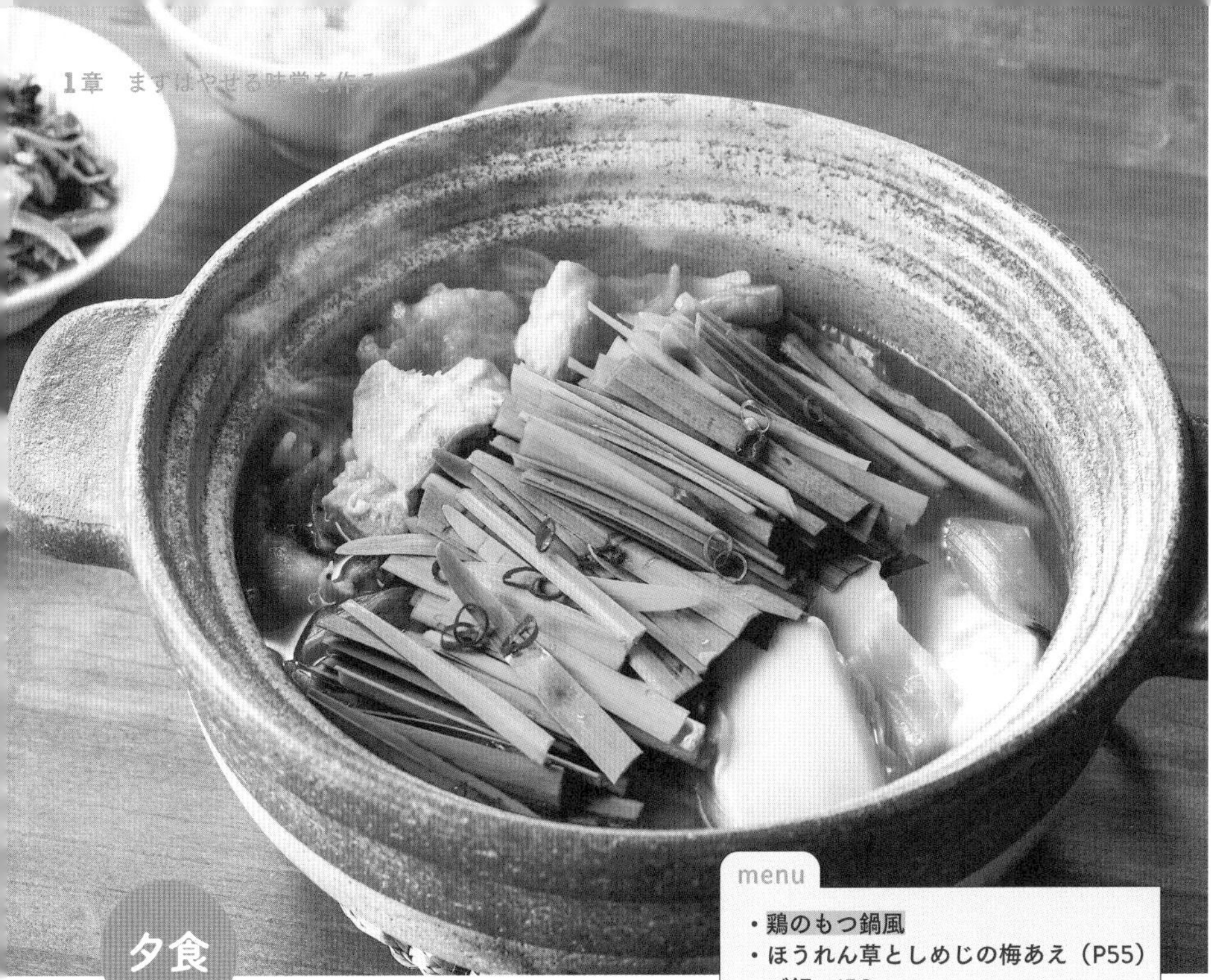

夕食

menu

- 鶏のもつ鍋風
- ほうれん草としめじの梅あえ（P55）
- ご飯　150ｇ

「鶏ももスタミナ焼き」に水分を足してさっと煮れば、
滋味深い鍋ものが完成します

鶏のもつ鍋風

材料（１人分）

鶏ももスタミナ焼き（P46）… 半量
絹ごし豆腐 … 1/2丁（150g）
にら … 1/2束（50g）
もやし … １袋（200g）

合わせ調味料

しょうゆ … 小さじ１
味噌 … 大さじ1/2
赤とうがらしの輪切り … 少々

作り方

1. にらは5㎝長さに、豆腐は縦半分に切って、横3㎝幅に切る。
2. 鍋に鶏ももスタミナ焼きともやしを入れ、水300㎖を足して中火にかける。ひと煮立ちしたら、豆腐を加えて煮る。豆腐がよく温まったら、合わせ調味料、にらを加え、ふたをして弱火で５分煮る。好みで赤とうがらしの輪切りをさらに散らす。

SATURDAY

土曜日

合計 1584kcal

（たんぱく質80g / 脂質40g / 炭水化物222g）

ラストデーになりました

いよいよ、ダイエットに慣れるためのねこくら式レシピの最終日です。明日はオフデーで、好きなものを食べられるので、あと一日頑張りましょう。

この６日間で体にいろいろな変化があったと思います。ねこくら式レシピを食べた人からよくいただく感想は、「お腹がいっぱいになり、間食を食べたい気持ちが減った」というもの。

今まで、ダイエットのために食事を抜き、間食で空腹感をまぎらわしてきた人も多いはず。空腹と食欲に負けて、お菓子をつまんでいても栄養はとれません。そんな生活からの脱却こそが、ダイエットの第一歩。ぜひ、しっかり食事から栄養をとる、ねこくら式レシピを続けてみてください！

土曜日の注目やせ食材

シーフードミックス

むき身のえびやあさり、切ったいかを冷凍したもの。下処理してあるので、切らずに加えられて重宝するうえに、低脂質・高たんぱくと、ねこくら式レシピにはなくてはならない食材です。また魚介特有の旨味がたっぷり含まれていて、料理に奥行きを与えます。旨味を逃さないため、冷蔵庫に置いたり、塩水に浸けたりして半解凍にしてから加えます。

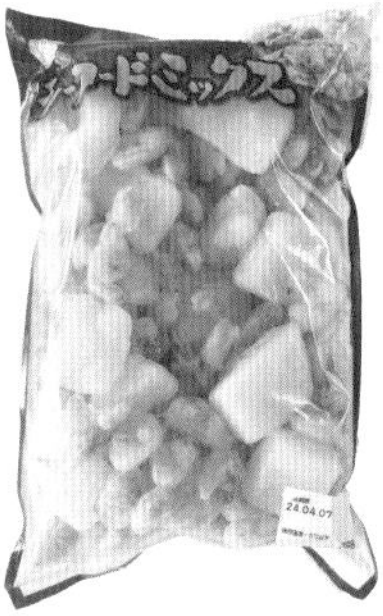

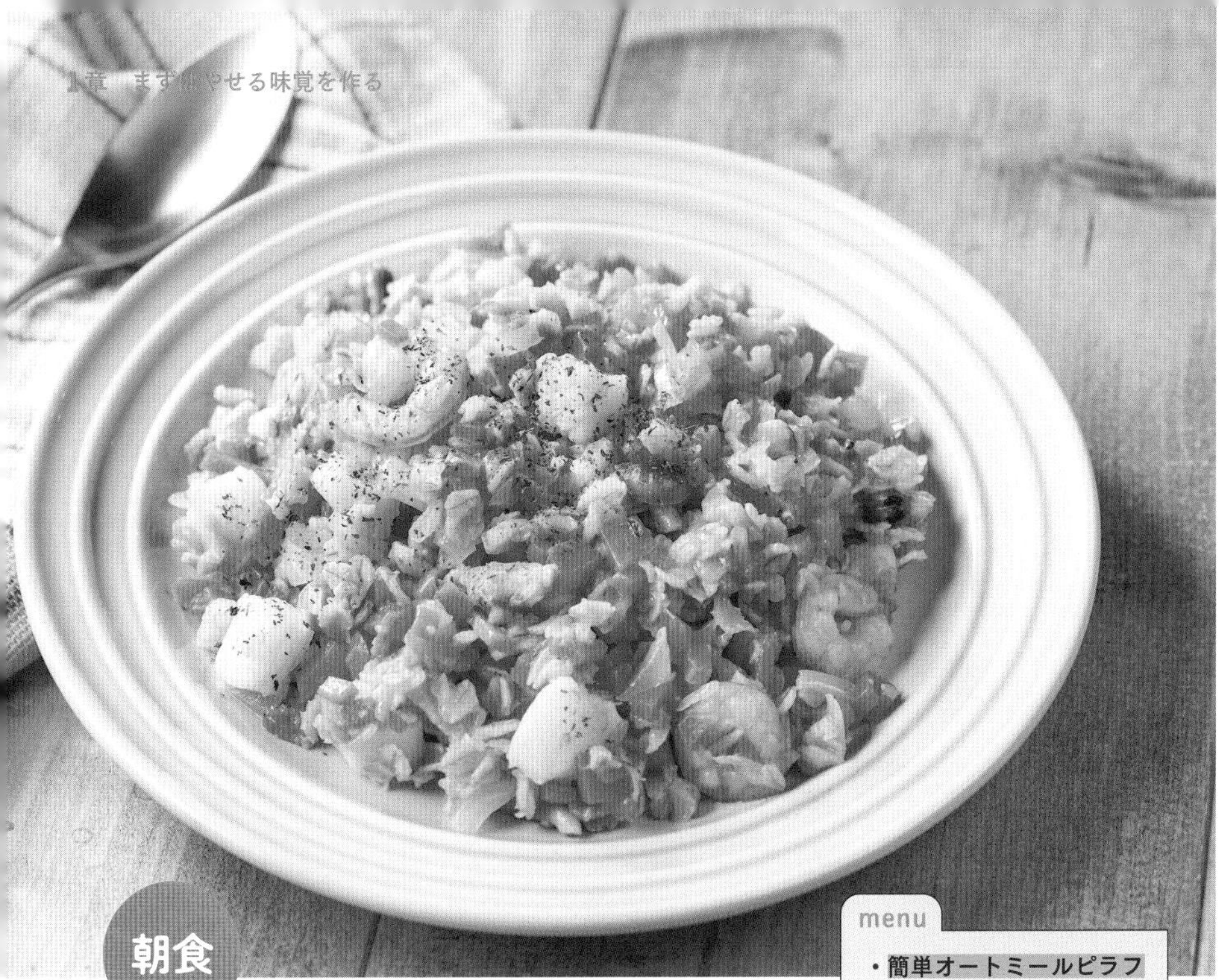

朝食

menu
・簡単オートミールピラフ

レンチンで、シーフードミックスや野菜の水分を
オートミールに吸わせるから、旨味凝縮！

簡単オートミールピラフ

材料（１人分）

オートミール（ロールドオーツ）
　… 30g
玉ねぎの薄切り（P27）… 50g
にんじんの細切り（P27）… 50g
まいたけ（またはほぐしきのこ〈P27〉）… 1/2パック（50g）
シーフードミックス（半解凍したもの）
　… 100g
コンソメスープの素 … 小さじ１
オリーブオイル … 小さじ１
こしょう … 適量

作り方

1. 玉ねぎ、にんじん、まいたけはすべて粗みじん切りにする。
2. 耐熱ボウルにこしょう以外のすべての材料を入れ、ざっと混ぜて、ふんわりとラップをかけ、600Wの電子レンジで３分加熱する。取り出してざっと混ぜて再びラップをかけ、600Wの電子レンジで３分加熱する。
3. よく混ぜて余分な水分を飛ばし、全体がなじんだら器に盛り、こしょうをふる。

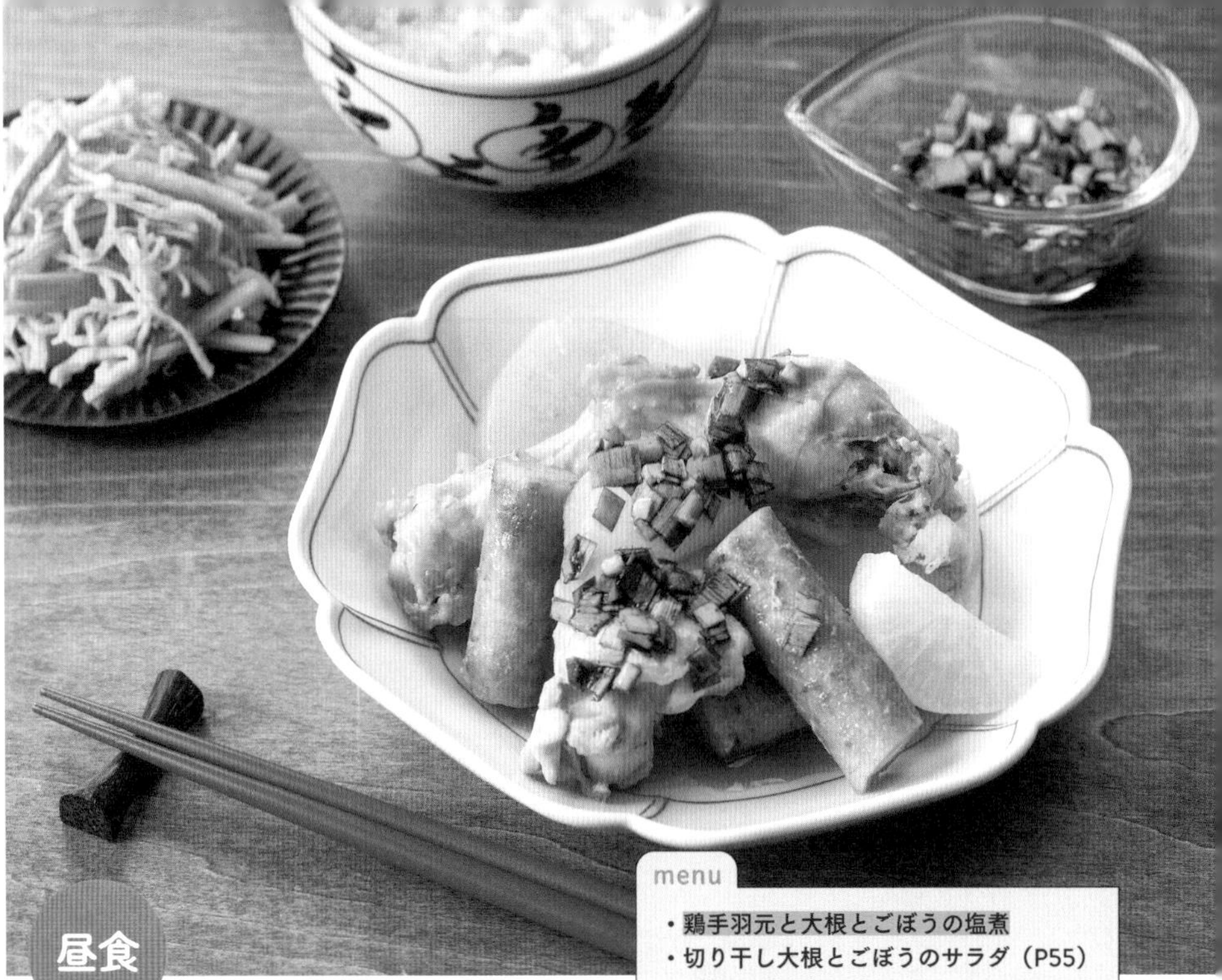

昼食

menu

- 鶏手羽元と大根とごぼうの塩煮
- 切り干し大根とごぼうのサラダ（P55）
- ご飯　150 g

食物繊維がたっぷりで歯応えがあるごぼうは、
ダイエット中は積極的にとりたい食材のひとつです

鶏手羽元と大根とごぼうの塩煮

材料（２人分）

鶏手羽元 … ６本
大根 … 1/3本（300g）
ごぼう … 1/2本（100g）

煮汁

みりん … 大さじ２
酒 … 大さじ２
塩 … 小さじ1/2
水 … 150mℓ

にらだれ

にらの粗みじん切り … 1/2束分（50g）
麺つゆ（5倍濃縮）… 小さじ５
酢 … 小さじ５
コチュジャン … 小さじ１
しょうが（チューブ）… 少々

作り方

1. にらだれの材料をボウルに入れてよく混ぜ、冷蔵庫に30分おく。大根は2cm厚さの半月切りに、ごぼうは皮をよく洗って5cm長さに切る。
2. 鍋に大根とごぼうを並べ入れ、手羽元をのせて、煮汁を注ぐ。アルミホイルで落としぶたをして中火にかけ、15分煮る。アルミホイルをはずして全体を混ぜ、ふたをして弱火で20分煮る。
3. 半量を器に盛り、１のにらだれの半量を添え、かけて食べる。

＊半量（にらだれも含む）は残して、夕食の「薬膳スープカレー」に使う。

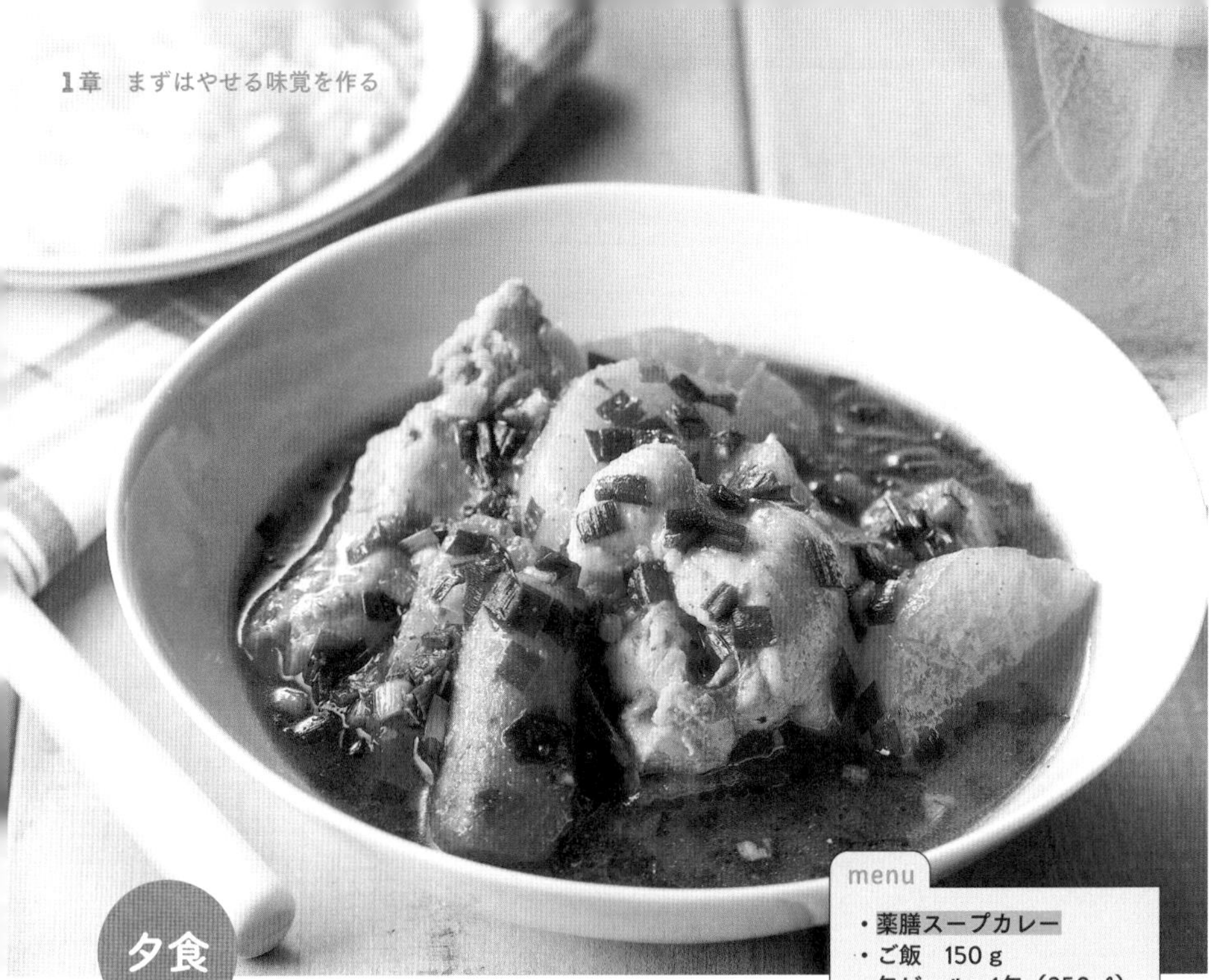

夕食

menu

- 薬膳スープカレー
- ご飯　150ｇ
- 缶ビール　1缶（350mℓ）

にらだれとオイスターソースで、クセになるスープカレーに。
ビールも350mℓ1缶までなら飲んでOKです

薬膳スープカレー

材料（１人分）

鶏手羽元と大根とごぼうの塩煮（P50）の具と汁 …半量
鶏手羽元と大根とごぼうの塩煮（P50）のにらだれ … 1/3量～半量
オイスターソース …小さじ１
カレー粉 …大さじ1/2

作り方

1. 鶏手羽元と大根とごぼうの塩煮の具と汁、にらだれを鍋に入れ、中火にかける。ひと煮立ちしたら、オイスターソース、カレー粉を加えて混ぜる。
2. 全体がなじんだら器に盛る。

ねこくら式では日曜日はオフデー！

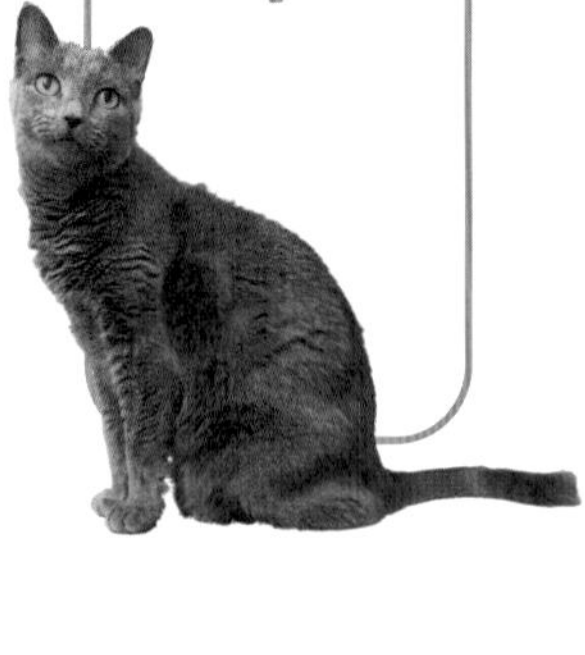

7日目の日曜日は、何を食べてもいいオフデーです。

オフデーを設けた理由は、ダイエットを続けるためです。私のダイエットは一生続けられる食生活でじっくりやせることがコンセプト。もし好きなものを一切禁止にしてやせたとしたら、その後も食べないままでキープできるでしょうか？　仕事だって週に2日のお休みがあるからまた頑張れますよね？　オフデーは、「その日にドカ食いをしよう！」ということではなく、ダイエットを休んでリラックスするための日です。

この日はバターたっぷりのパンケーキも、生クリームたっぷりのケーキも、こってりとしたステーキやフライドチキンも食べてOK。たった一日なら、ダイエットを休んでも、翌日から切り替えれば、ちゃんと取り戻せるからです。

大事なのは、食事を心から味わって楽しみ、決して後悔しないこと。そして一日限りにすること。一日のんびり飲み食いしたら、翌日からはまたねこくら式レシピに戻り、ヘルシーに頑張りましょう！

●ねこくら式オフデーのポイント

ポイント1　水を一日1～1・5ℓ飲む

ほかの日と同じく、水をしっかり飲みます。何を食べてもよい日ではありますが、水を飲むことで、食べすぎを抑制。体の循環をよくし、翌日以降にむくみにくくします。

ポイント2　夜20時までに食べ終える

翌日からまたダイエットに戻れるように、早めに食べはじめ、早めに食べ終わり、しっかり睡眠を取ります。食べたものを消化するのにかかる時間は8時間ほど。20時に食べ終えれば、翌日からもまたダイエットに戻りやすくなります。

ポイント3　お酒を飲む際は、同量以上の水を一緒にとる

オフデーは好きなお酒を飲んでOK。ただし、お酒を飲むなら同量以上の水を必ずとるようにしています。水をとることで飲みすぎを防ぎ、翌日の二日酔いを阻止できます。

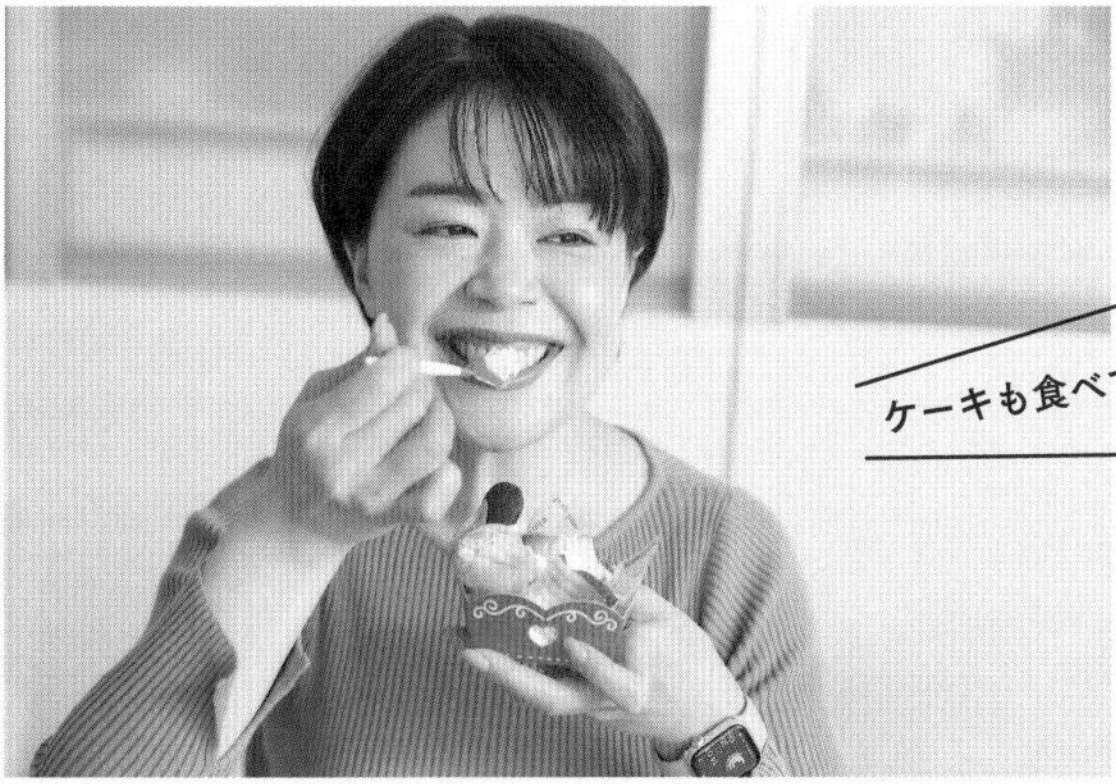

ケーキも食べてOK！

野菜がたっぷりとれる
常備菜

P28〜51の１週間のねこくら式レシピに
出てくる常備菜の作り方を紹介します。
「玉ねぎ丸ごとスープ」は汁ごと1/2量が１食分、
それ以外は小鉢１皿分が１食分です。
保存はすべて冷蔵で３〜４日間可能です。

しっかり煮たやわらかい玉ねぎが美味
玉ねぎ丸ごとスープ（全量134㎉）

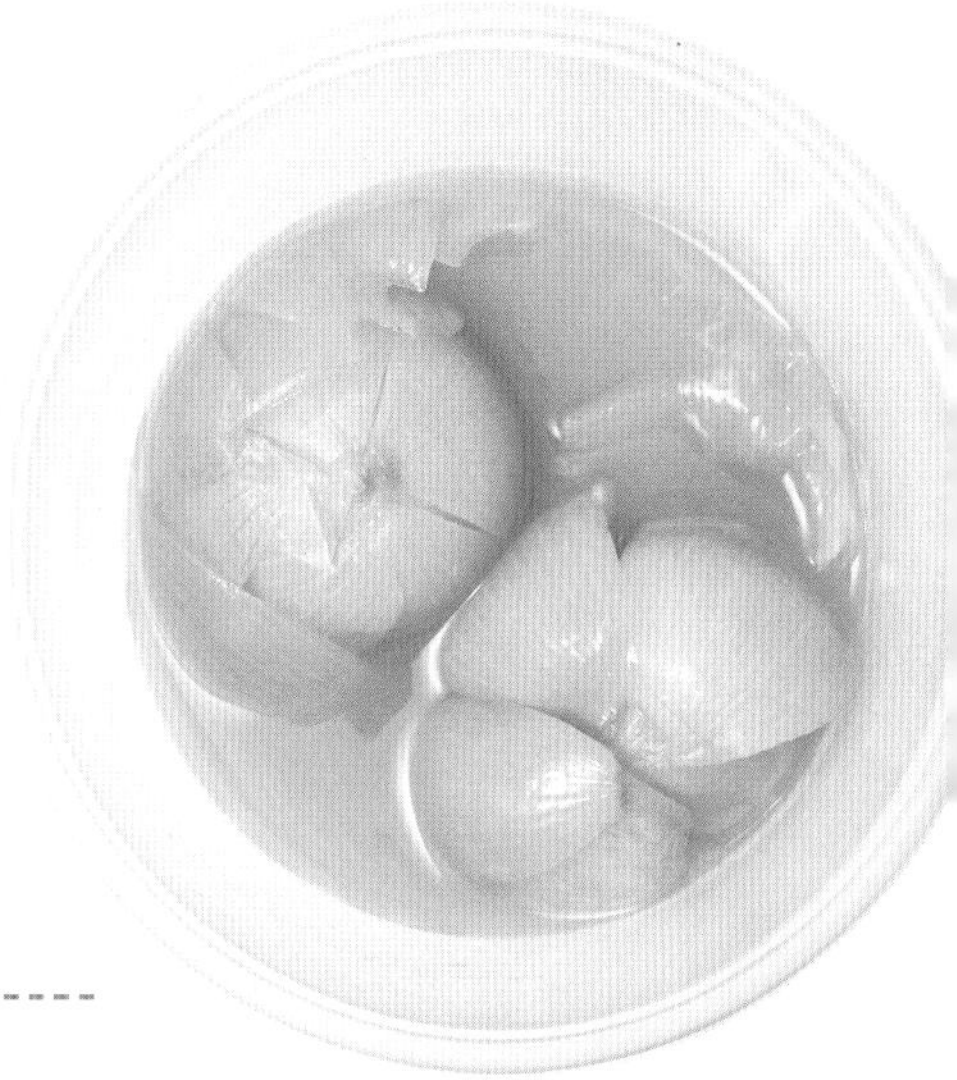

材料（２人分）

玉ねぎ…２個（400g）
コンソメスープの素…小さじ２

作り方

1. 玉ねぎは上から1/3深さのところまで十字に切り込みを入れる。
2. 鍋に１と水500㎖、コンソメを入れてふたをし、中火にかけて20分煮る。

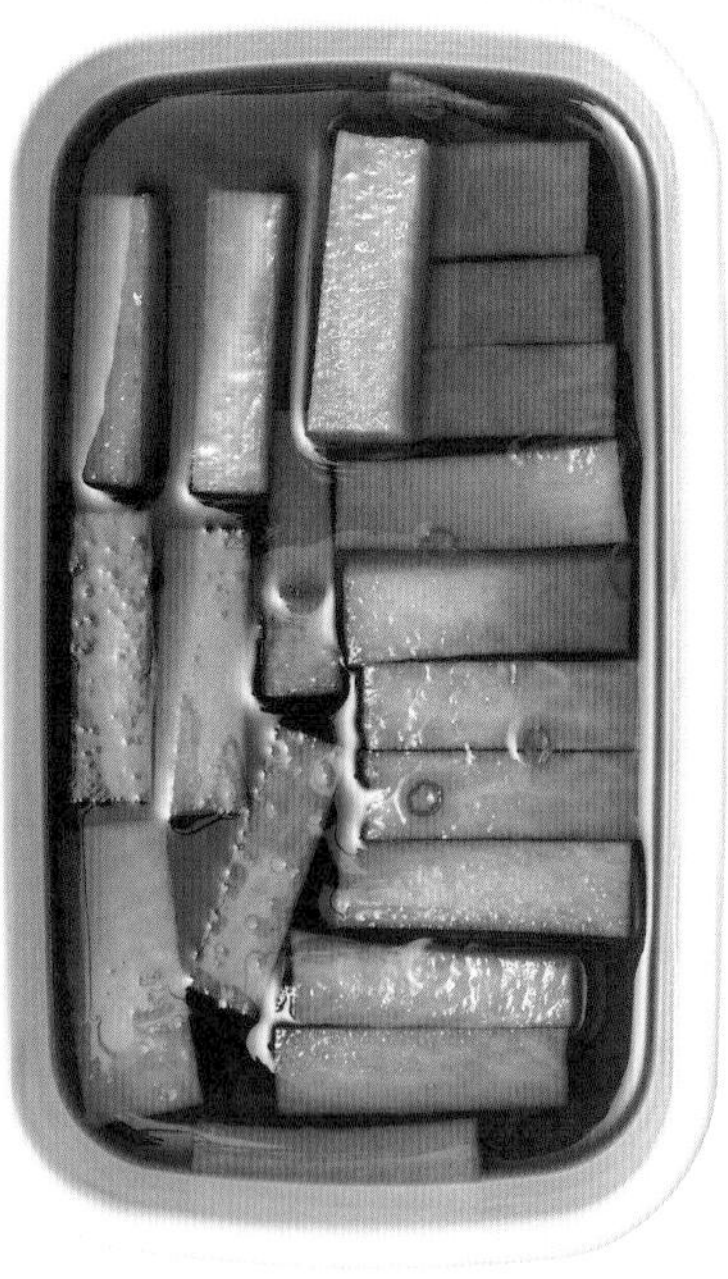

漬けたても、時間がたってからもおいしい
即席大根漬け（全量88㎉）

材料（作りやすい分量）

大根…100g
漬け汁
酢…大さじ３
麺つゆ（5倍濃縮）…大さじ２
オリゴ糖…小さじ１
赤とうがらしの輪切り…少々

作り方

1. 大根は食べやすい大きさの拍子木切りにし、保存容器に入れる。
2. 耐熱ボウルに漬け汁の材料を入れ、ふんわりとラップをかけて600Wの電子レンジで１分加熱する。熱いうちに１の大根に回しかけ、粗熱が取れたら冷蔵庫に一晩おき、味を含ませる。

白菜はさっとゆでることで、調味料がなじみます

白菜のごまマヨあえ（全量55kcal）

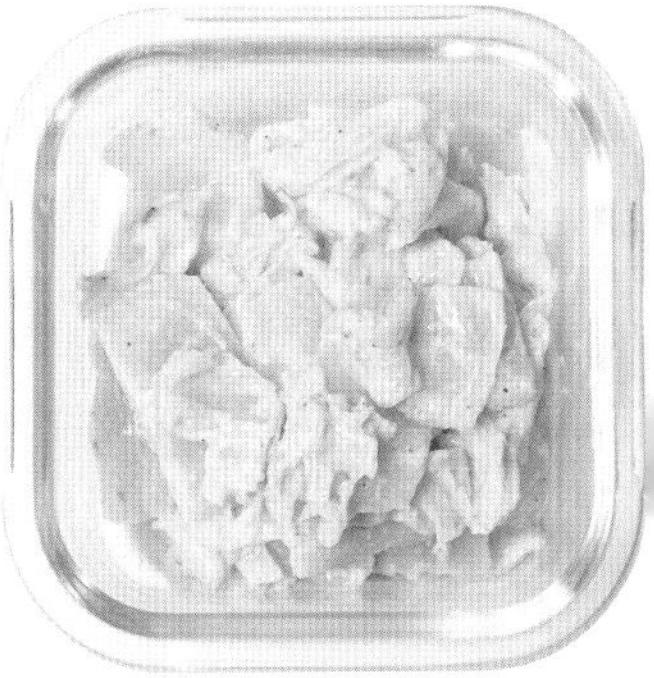

材料（作りやすい分量）

白菜…1/8個（150g）
白すりごま…小さじ1
マヨネーズ（カロリー80%オフのもの）…大さじ1
塩…ひとつまみ

作り方

1. 白菜は横5cm幅に切る。鍋に湯を沸かし、白菜を入れて3分ゆでる。ざるにあけてそのままおいて粗熱を取り、手で水けをしっかり絞り、ボウルに入れる。
2. ほかの材料をすべて加え、よくあえる。

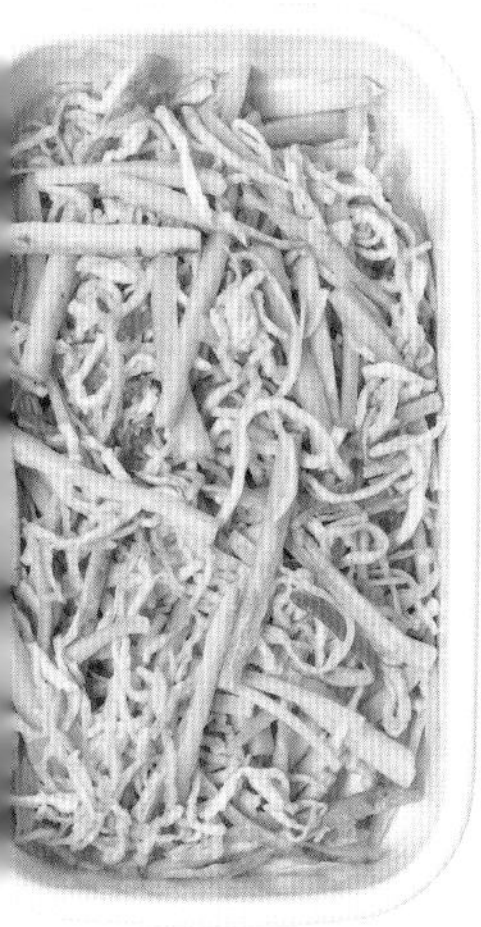

根菜同士のかけ合わせで食物繊維がばっちりとれます

切り干し大根とごぼうのサラダ（全量178kcal）

材料（作りやすい分量）

切り干し大根…1袋（30g）
ごぼう…1/2本（100g）
かに風味かまぼこ…4本（30g）
ドレッシング
　酢…大さじ1
　オイスターソース…小さじ1
　しょうが(チューブ)…少々

作り方

1. 切り干し大根はボウルに入れてざっと水洗いし、手で水けをしっかり絞る。ごぼうは皮をよく洗ってささがきにし、水にさらして、沸騰した湯で2分ゆで、ざるにあける。かに風味かまぼこは細く裂く。
2. 1をボウルに入れて、ドレッシングの材料を混ぜて加え、ざっとあえる。保存容器に入れ、冷蔵庫に30分以上おいてなじませる。

ほうれん草としめじを一緒にレンチンするからラク

ほうれん草としめじの梅あえ（全量75kcal）

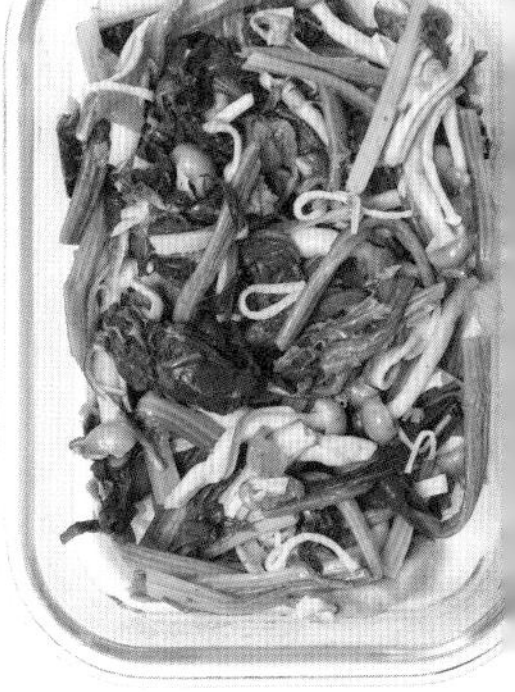

材料（作りやすい分量）

ほうれん草…大1/2束（150g）
しめじ…1/2パック（50g）
かに風味かまぼこ…4本（30g）
A
　梅干し（種を除き、たたいたもの）…1個分
　かつお節…小1パック（2g）

作り方

1. ほうれん草は7cm長さに切る。しめじはほぐす。かに風味かまぼこは細く裂く。
2. 1を耐熱ボウルに入れ、ふんわりとラップをかけて、600Wの電子レンジで3分30秒加熱する。ラップをはずしてさっと混ぜ、熱いうちにAを加えてよくあえる。

すぐ体重が減らなくてもヤケにならない

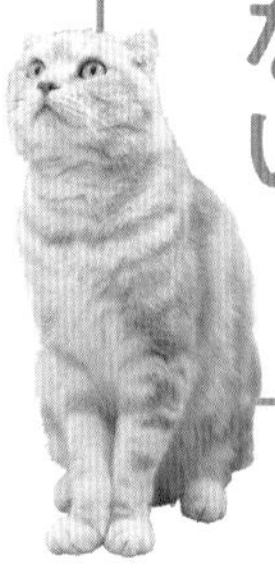

「ねこくら式レシピを1週間ちゃんと実践したのに、ちっともやせない！」

中には、そんな方もいるかもしれません。真面目にやればやるほど、それに見合うウェイトダウンがほしくなる気持ちは痛いほどわかります。でも、ここであせってヤケになったり、反対に食べなくなったりしないでくださいね。

思い出してほしいのは、過去の私も含めて、多くの人がたくさんのダイエットを三日坊主でやめているということです。その原因は1週間で何kgもやせることを成功だと思い、簡単にやせられる方法を求めて、次から次に目新しいダイエットを渡り歩いていたから。

何度も言いますが、ダイエットは本来、時間をかけて取り組むべきものなのです。ねこくら式レシピを食べ続ける1週間は、いわばダイエットの下地作り。体の変化、本当にありませんか？試した方のコメントを見ると、「食欲が今までで一番安定している」「お通じがよくなった」がとても多い。これは、適切なエネルギーが入って体が燃焼モードになってきている証拠です。ほかにも、「食生活が改善されて元気になった」「気持ちが前向きになった」などなど。これらはまさに予兆。ダイエットが成功に近づいていると断言します！

そもそも、1kgの体脂肪を減らすには約7000kcalの消費が必要です。体の基礎代謝*はエネルギー消費量の大きな要ですが、基礎代謝量は年齢や体形、体質、ライフスタイルによっても一人一人異なります。私のように食事を抜くダイエットをくり返した人や、どんとリバウンドしたことのある方は、代謝量が低下することから効果が出るのが遅くなります。

そんな時こそちゃんと食べて代謝を上げ、日常でなるべくこまめに体を動かすのを心がけて、活動量を上げましょう。下りだけでも階段を使うなど簡単なことでOKです。

私が活動量の目安にするのは空腹感です。例えば、デスクワークが続いて動かないと、当たり前ですが、お腹が空きませんよね。その時に「ああ、エネルギーを消費していないんだな」と意識する。時折、そんなふうに体の様子を観察しています。

理想的には、食後の2〜3時間で少しずつ空腹を感じるようになって、4〜5時間後にはしっかりお腹が空いた状態で食事するのがベスト。ほどよいタイミングで満たされると、お腹がポカポカ温かく感じます。

ダイエットはレースではありません。一瞬でやせて一瞬で太るのをくり返すより、自分のやせるペースをつかんで確実に成果を出していくことを選んでください。あせらずいきましょう！

☑ダイエットは、焦る気持ちを捨てた途端にやせやすくなる

＊基礎代謝：体温維持、心拍や呼吸など、人が生きていくために最低限必要なエネルギーのこと。一日に消費するエネルギーのうち約7割を占める

どうしてもお腹が空いた時は

食べることが大好きだった人が、いざダイエットをはじめると、慣れるまではどうしても空腹を辛く感じるもの。そんな時は、これって「本当にお腹が空いてる?」と自分のお腹に聞いてみてください。これ真面目な話です。

私も、仕事に追われている時などは無性に何か食べたくなって、気づけばチョコレートを丸1袋完食なんてこともしばしば。いわゆるストレス食いです。

これは、交感神経の亢進《こうしん》により、ストレスホルモンであるコルチゾールの分泌が増加して食欲が増すせい。特にカロリーが高い食べ物や味の濃いものへの欲求が高まるというから恐ろしい。

こんな時は、食べた自分を責める前に心身を労って休めるのが先決です。

また、喉の渇きと空腹も意外と混同しがちです。水分をこまめにとることは「口寂しいから食べたい」衝動の予防にもなります。

食べすぎの傾向にある方は、食事の一口目を野菜たっぷりのスープにするのがおすすめです。

水分補給はもちろん、温かい汁ものはゆっくり食べることになり、野菜をしっかり噛むことで満

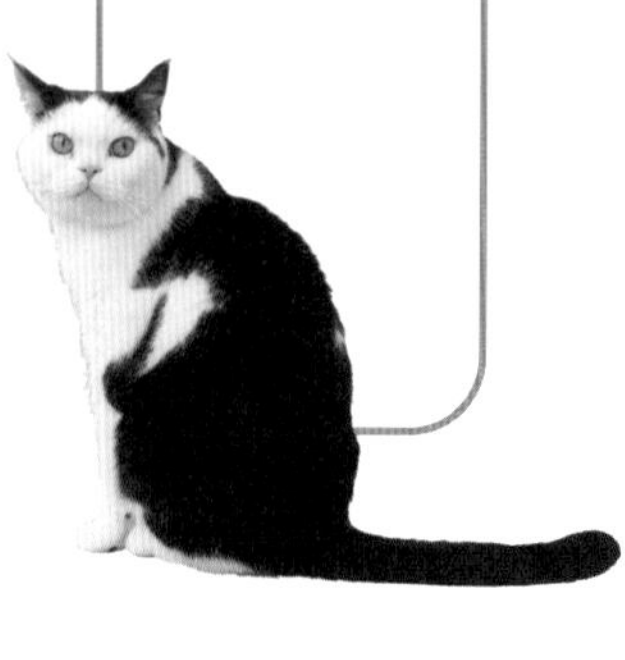

腹感につながります（1章に野菜たっぷりの汁ものがたくさん登場する理由はこれです！）。

それでも疲れがたまって、どうしても甘いものが食べたい！　そんな時は、焼きいも（子どものこぶし大くらいが目安）をどうぞ。腹持ちもよく、甘みがしっかりあるのに低脂質でGI値＊の低いさつまいもは、ダイエットに適した食材です。私も25kgのダイエット中に、大いに助けられました。

最近のマイブームは「梅干し」です。食べても食べてもなんだか口寂しい時ってありますよね。そんな時に梅干しを食べると、ピタッと食欲がリセットするのです。まるで梅干しの酸味が飢えた舌を正気に戻すような感覚です。

おすすめは粒の大きな南高梅。さらには、はちみつ梅だと甘み・酸味・塩味が一体となって、舌と脳を満足させてくれます。

ただし、塩分のとり過ぎには注意。1日1粒までにしましょう。

そのほか、旬の果物や、デーツや棗《なつめ》などのドライフルーツを少々とる分には問題ありません。慣れるまでは上手に間食と付き合い、これならダイエットを続けられる、というぎりぎりのラインを見つけていきましょう。

☑ **空腹に耐えられなくてダイエットをやめてしまうくらいなら、上手に食べてダイエットが続くほうがいい**

＊GI値：Glycemic Index（グライセミック・インデックス）の略で、食品に含まれる糖質の「吸収の度合い」を示すもの

より詳しい買い物リスト
が見られます

https://kdq.jp/jeU7J-1

1章の1週間ねこくら式レシピ買い物リスト

1週間分の食材を買いやすい量に整理してリストにしました（P54～55の常備菜の材料と米は除く）。常備菜の材料をプラスして、買い物の際にお役立てください。

月曜日～水曜日

［野菜・きのこ］

キャベツ…小1/8個
にんじん…1本
玉ねぎ…2個
ほうれん草…2束
長ねぎ…1本
しょうが…2かけ
しめじ…2パック
まいたけ…1パック

［肉類・豆腐・卵］

豚もも薄切り肉…250g
鶏もも肉…大1枚（皮なし300g）
絹ごし豆腐…1/2丁（150g）
納豆…小1パック
卵（煮卵も含む）…4個

［その他］

オートミール…90g
アーモンドミルク
…200mℓ

［加工品・乳製品・冷凍食品］

かに風味かまぼこ…4本
ちくわ…2本
シーフードミックス…100g
ツナ水煮缶…小1缶
ゆでそば…1袋（130g）
中華生麺…1玉
キムチ…30g
ピザ用チーズ…60g

木曜日～土曜日

［野菜・きのこ］

キャベツ…小1/8個
にんじん…1本
玉ねぎ…2個
長ねぎ…大1本
白菜…1/8個
大根…1/3本
ごぼう…小1本
もやし…1袋
にら…1束
まいたけ…1パック

［肉類・豆腐・卵］

豚もも薄切り肉…3枚（100g）
鶏もも肉…大1枚（皮なし300g）
鶏手羽元…6本
もめん豆腐…1丁（300g）
絹ごし豆腐…1/2丁（150g）
卵（煮卵も含む）…2個

［加工品・乳製品・冷凍食品］

ちくわ…1本
シーフードミックス…100g
ツナ水煮缶…小1缶
ピザ用チーズ…30g

［その他］

オートミール…90g
梅干し…1個

1章で使っている調味料・スパイス・保存のきく食材

塩／こしょう／しょうゆ／みりん／酒／酢／オリゴ糖／味噌／鶏ガラスープの素／コンソメスープの素／麺つゆ（5倍濃縮）／白だし／ポン酢しょうゆ／オイスターソース／コチュジャン／トマトケチャップ／カレー粉／赤とうがらし／オリーブオイル／ごま油／片栗粉／小麦粉／にんにく（チューブ）／しょうが（チューブ）／刻み海苔

2章

やせるごはんに慣れてきたら

さらに効果的に食べてやせる

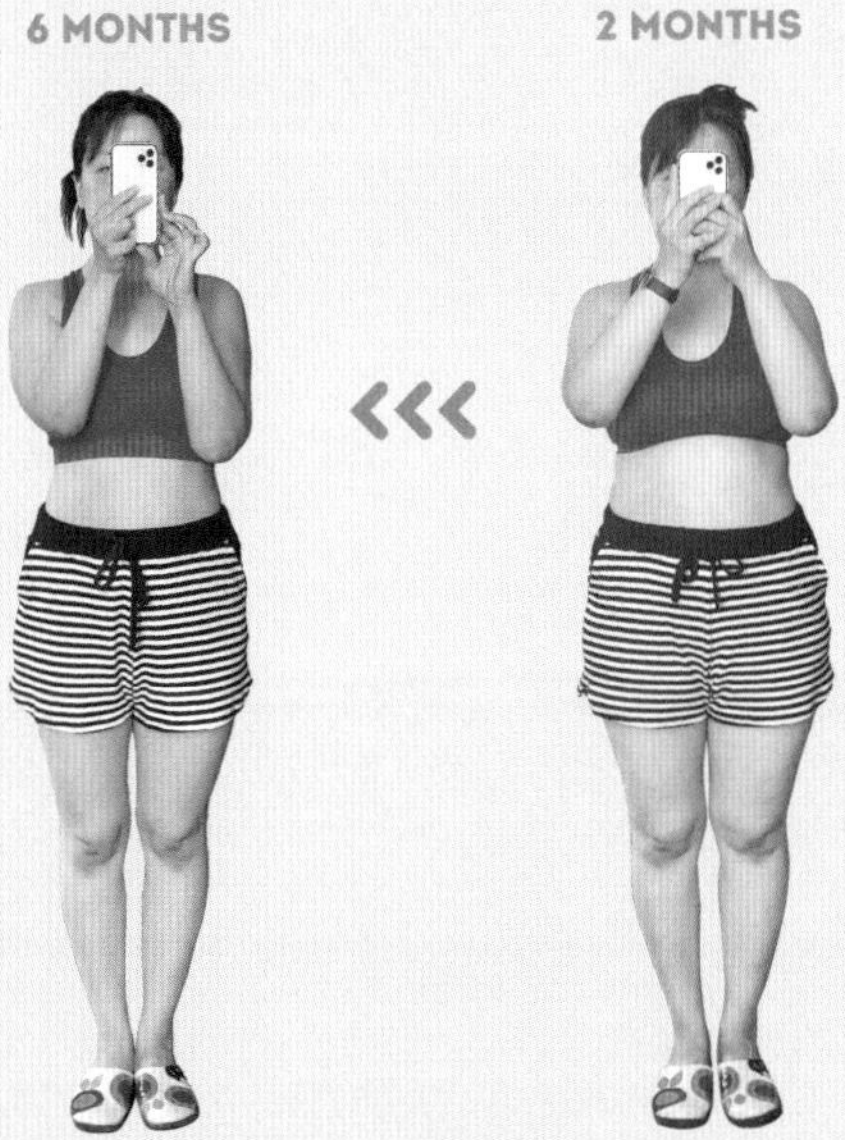

さらにダイエットをレベルアップしよう

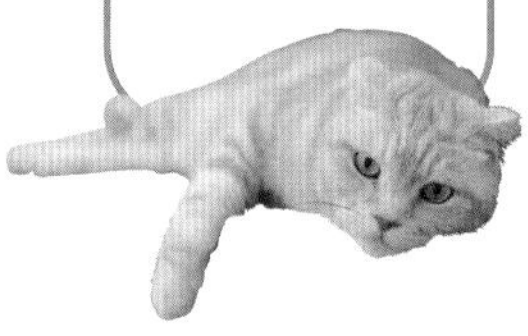

1章のねこくら式レシピを経験して、ヘルシーな食事に慣れてきたら、さらにダイエットをぐんと加速させるレシピに挑戦してみましょう。

この章では、さらに高たんぱくで低脂質のメニューを揃えました。これがなぜいいかを説明しますね。

早くやせたいからと食事の量を減らしすぎてしまうと、体を動かすためのエネルギーの生成が間に合わず、筋肉が分解されてしまいます。でも代謝を下げないためには、筋肉量をできるだけ維持することが必要です。そこで、筋肉量の減少を食い止めるためにたんぱく質をしっかり補い、その分脂質と糖質をコントロールしたレシピにしています。たんぱく質は三大栄養素の中で、最も脂肪になりにくく、何より肌や髪、爪を美しく保つために必須の栄養素です。せっかくやせたのにシワシワになった、なんてことのないように、意識してとるようにしましょう。

また、2章の献立は、1章のレシピ以上に食物繊維がたっぷりとれるようになっています。食欲を安定させるホルモン、セロトニンの95%は腸で作られているのですが、便秘をすると、そのセロトニンの分泌自体を低下させてしまいます。食物繊維で腸を刺激して、毎日きちんと排泄する。腸を機嫌よく保つことはやせる体の大前提と言えるのです。

北海道に住む私が、頼りにしている高たんぱく・低脂質の食材といえば、魚介類。フライパンに調味料を入れるだけで調理が完成する煮魚は、我が家のファストフードのひとつです。ツナ水煮缶や、はんぺんなど練りもの類も欠かせません。

ちなみにツナ缶は小1缶（70g）でたんぱく質は13g、脂質は0・6gというバランスの取れた優秀食材。言わずと知れた鶏肉はもちろん、豚肉も牛肉も部位を選べば食べてＯＫ。卵や大豆製品も料理の幅を広げてくれます。

栄養バランスのよいやせるごはんは、続けるほどに「ダイエット食」でなく「おいしいごはん」としてなじんでいくと思います。

そうして体の動きが軽くなってくるころ、「ダイエットはしんどい」というマインドから「心地よい」へとシフトしているのに気づくはず。やせるためでありながら、自分の体を労っていることにもなりますもんね。ぜひこの事実に気づいていてほしいです。

☑ 油は1品で小さじ1を目安に。たれに油が入る時は蒸し料理にするなど調理に工夫を

効果的にやせるために気をつけること

2章でご紹介する1週間分のねこくら式レシピは、1章のレシピを実践したあとにさらに効果的にやせたい方や、ダイエットがマンネリ化している方に向けたものです。こちらも私のパーソナルデータ上で「あすけん」で１００点が取れる献立になっています。

こだわったのは、1章に比べて食材が豊富なのにしっかりと脂質を抑えていること。主菜には、鶏むね肉や豚ヒレ肉、魚介、豆腐やはんぺんなど、高たんぱく・低脂質の食材を主に使いつつ、食べ応えを出すために野菜もたっぷり加えています。

中華風やエスニックな味つけ、郷土料理を取り入れたりして、バラエティ豊かな献立をご提案しています。1章のレシピは副菜はなしでもＯＫでしたが、2章は栄養バランス的にもマストです。いろいろな素材の味をぜひ楽しんでください。

また、昼食や夕食で作ったメニューの半量を、翌日の昼食や夕食にアレンジしていることも工夫のひとつ。一から作るより調理は断然ラクなので、試してみてください。真夏は食材が傷みやすいので、翌日にアレンジする食材は粗熱をとってから保存容器に入れ、冷蔵保存してください。

●2章の1週間ねこくら式レシピのポイント

ポイント1　朝食は食パンも食べていい

食パンは1食あたり6枚切りなら1枚、8枚切りなら2枚を目安にします。8枚切りなら2枚で具をサンドしても。ライ麦などの雑穀入り食パンにすれば、さらに食物繊維がとれます。ちなみに2章のご飯は、1食あたり130gです。

ポイント2　常備菜を作り、副菜にする

1章でねこくら式レシピに慣れてきたら、2章では常備菜作りにチャレンジしてみましょう。常備菜を作っておけば、すぐ副菜がプラスでき、主菜1皿でお腹を満たすのと違い、ビタミンなどの微量栄養素も多くとれるようになります。常備菜の保存容器や取り分ける箸は、必ず清潔なものを使ってください。

ポイント3　基本の飲み物は水

1章と同様、水を1日あたり1〜1・5ℓ飲むようにしてください。もちろん朝食や休憩にノンシュガーのコーヒーや紅茶を飲むのは問題ありません。

1章のねこくら式レシピで、やせるごはんを食べることに慣れてきたら、さらに効果的なやせるごはんの献立にチャレンジ。副菜も増えます。とはいえ、料理を作る手間が負担という人のために、料理の半量を翌日の料理に使い回すテクニックもお伝えします。

MONDAY
月曜日

合計 **1479kcal**
（たんぱく質109g / 脂質34g / 炭水化物192g）

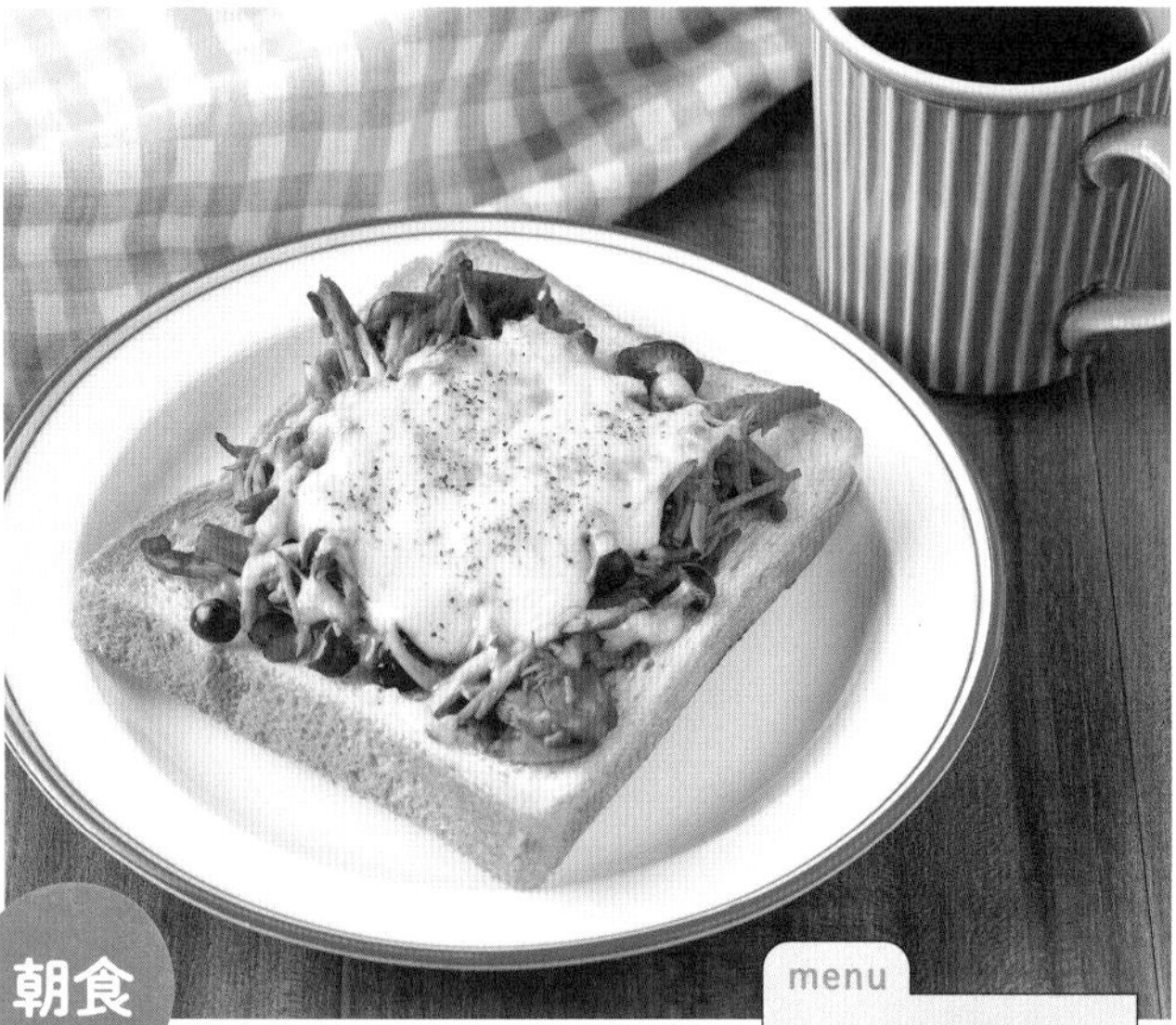

朝食

menu
- きのこトースト
- ブラックコーヒー

作りおきのおかずをのせて焼くだけなので、
忙しい日もさっと作れます

きのこトースト

材料（1人分）

食パン（6枚切り）… 1枚
きのこのつくだ煮（P92）… 大さじ4
ピザ用チーズ … 30g
こしょう … 少々

作り方

食パンにきのこのつくだ煮、チーズを順にのせる。トースターに入れてチーズに焼き色がつくまで焼き、こしょうをふる。

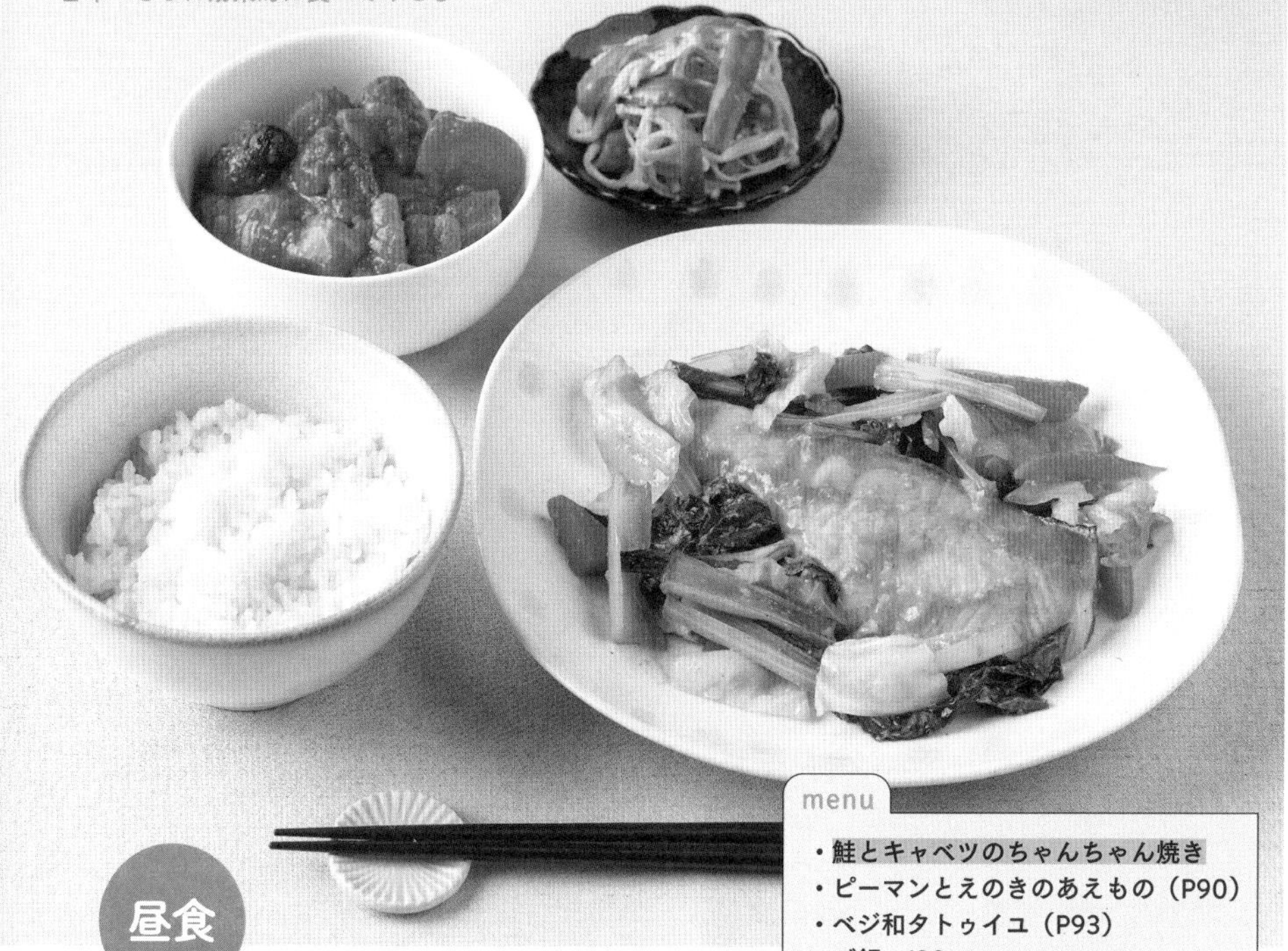

昼食

menu

- 鮭とキャベツのちゃんちゃん焼き
- ピーマンとえのきのあえもの（P90）
- ベジ和タトゥイユ（P93）
- ご飯　130ｇ

道産子なので、鮭はよく使います。鮭やたらなどの切り身魚は調理もラクなうえ、高たんぱく・低脂質なので、ダイエットの味方

鮭とキャベツのちゃんちゃん焼き

材料（２人分）

生鮭…大２切れ（250g）

下味

- 酒…大さじ１
- 塩…ひとつまみ

キャベツのざく切り…50g

にんじんの細切り（P27）…50g

小松菜…大1/2束（150g）

合わせ調味料

- 味噌…小さじ２
- 酒…大さじ１
- オイスターソース…小さじ１
- オリゴ糖…小さじ１
- 白すりごま…小さじ１
- にんにく（チューブ）…少々

作り方

1. 鮭はバットに入れて下味をふり、10分以上おく。小松菜は5㎝長さに切り、キャベツ、にんじんとざっと混ぜる。
2. フライパンに１の野菜を広げて入れ、鮭をのせ、合わせ調味料を回しかける。中火にかけてふたをし、５分蒸し焼きにする。ふたを取って野菜から出た水分が少なくなるまで、さらに３分30秒焼く。

＊半量は残して、翌日の夕食の「鮭とキャベツの粕汁風」に使う。

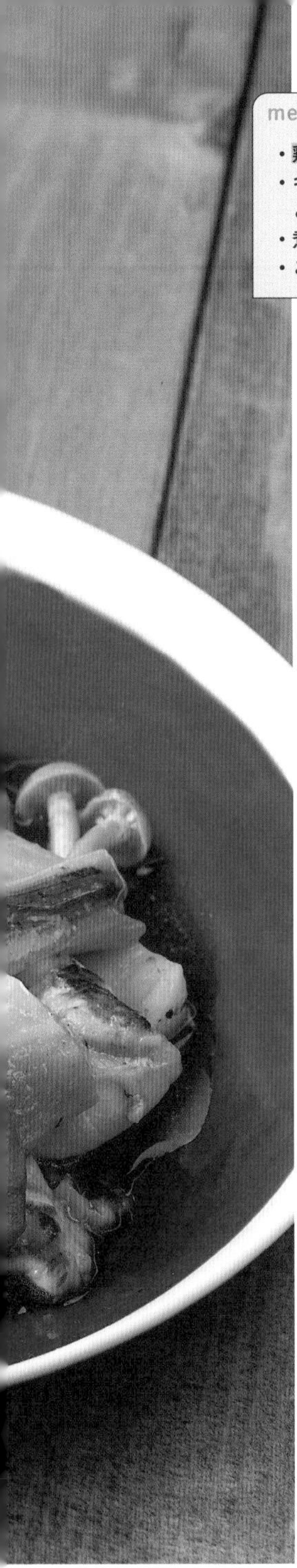

menu

- 鶏むね肉のアクアパッツァ風
- キャベツのせん切り（P27）50ｇにオリーブオイルと酢各小さじ1、ハーブソルト少々をかけたもの
- 煮卵（P27）　1個
- ご飯　130ｇ

夕食

シーフードミックスを使うので、アクアパッツァ風（笑）。
旨味の相乗効果で、満足度の高い一皿です

鶏むね肉のアクアパッツァ風

材料（2人分）

鶏むね肉…大1枚（300g）

下味

- 酒…大さじ1
- 塩…ひとつまみ

小麦粉…大さじ1
長ねぎ…1本（100g）
エリンギ…1パック（100g）
しめじ…1/2パック（50g）
オリーブオイル…小さじ1

A
- シーフードミックス（半解凍したもの）…100g
- にんにくのみじん切り…1片分
- 赤とうがらし（半分に切って種を除いたもの）…1本
- 塩…小さじ1
- 酒…50mℓ
- 水…50mℓ

作り方

1. 長ねぎは5cm長さに切る。エリンギは縦半分に切って、横3等分に切る。しめじはほぐす。鶏肉は一口大に切って、下味をふって10分ほどおき、小麦粉をまぶす。
2. フライパンにオリーブオイルを入れて中火にかけ、1の鶏肉、エリンギ、しめじ、長ねぎを入れて両面をこんがりと焼く。Aを加えて混ぜ、ふたをして5分蒸し煮にする。半量を器に盛り、好みでイタリアンパセリを添える。

＊半量は残して、翌日の昼食の「鶏むね肉のスープパスタ」に使う。

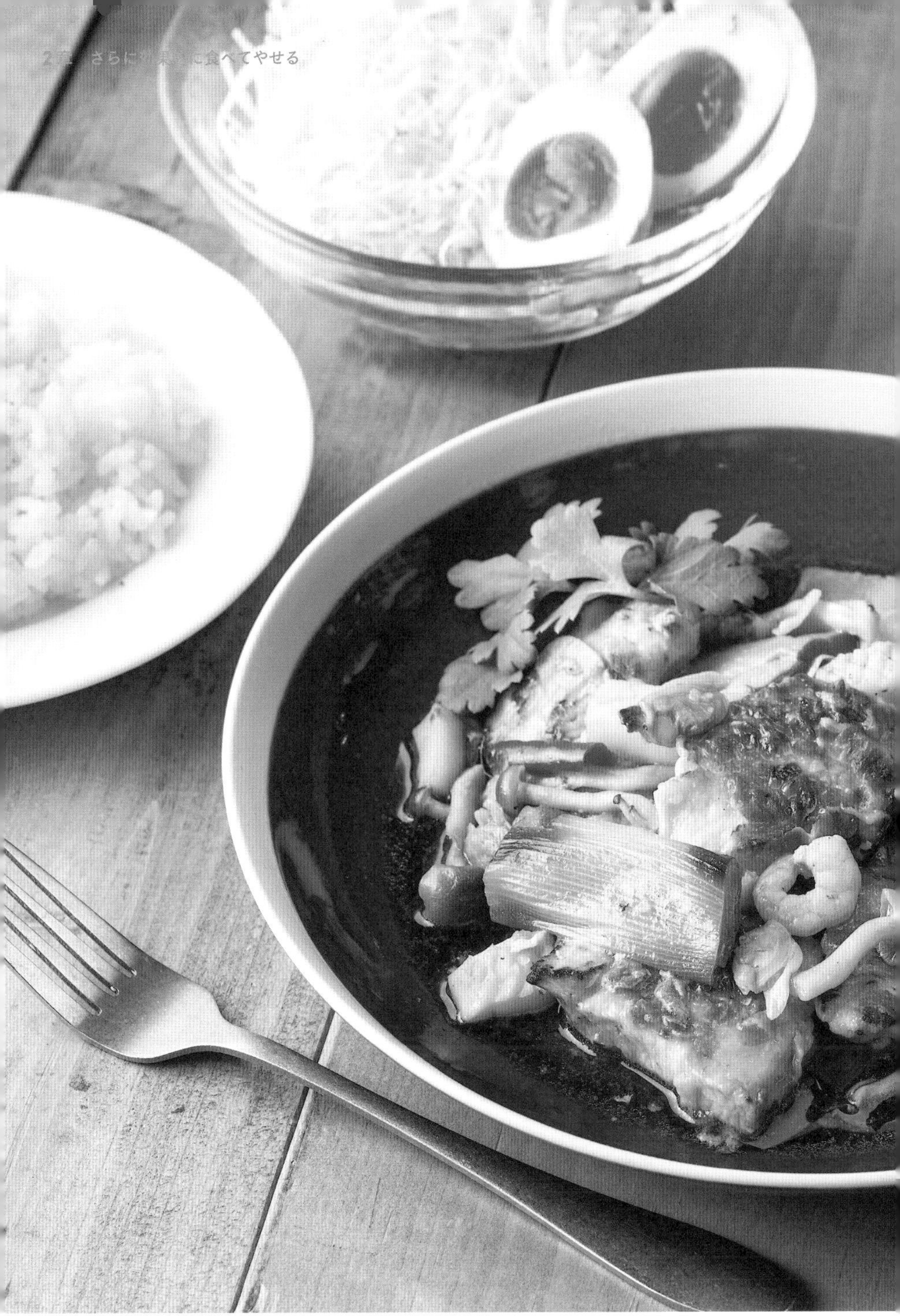

TUESDAY
火曜日

合計1513kcal
（たんぱく質110g / 脂質36g / 炭水化物200g）

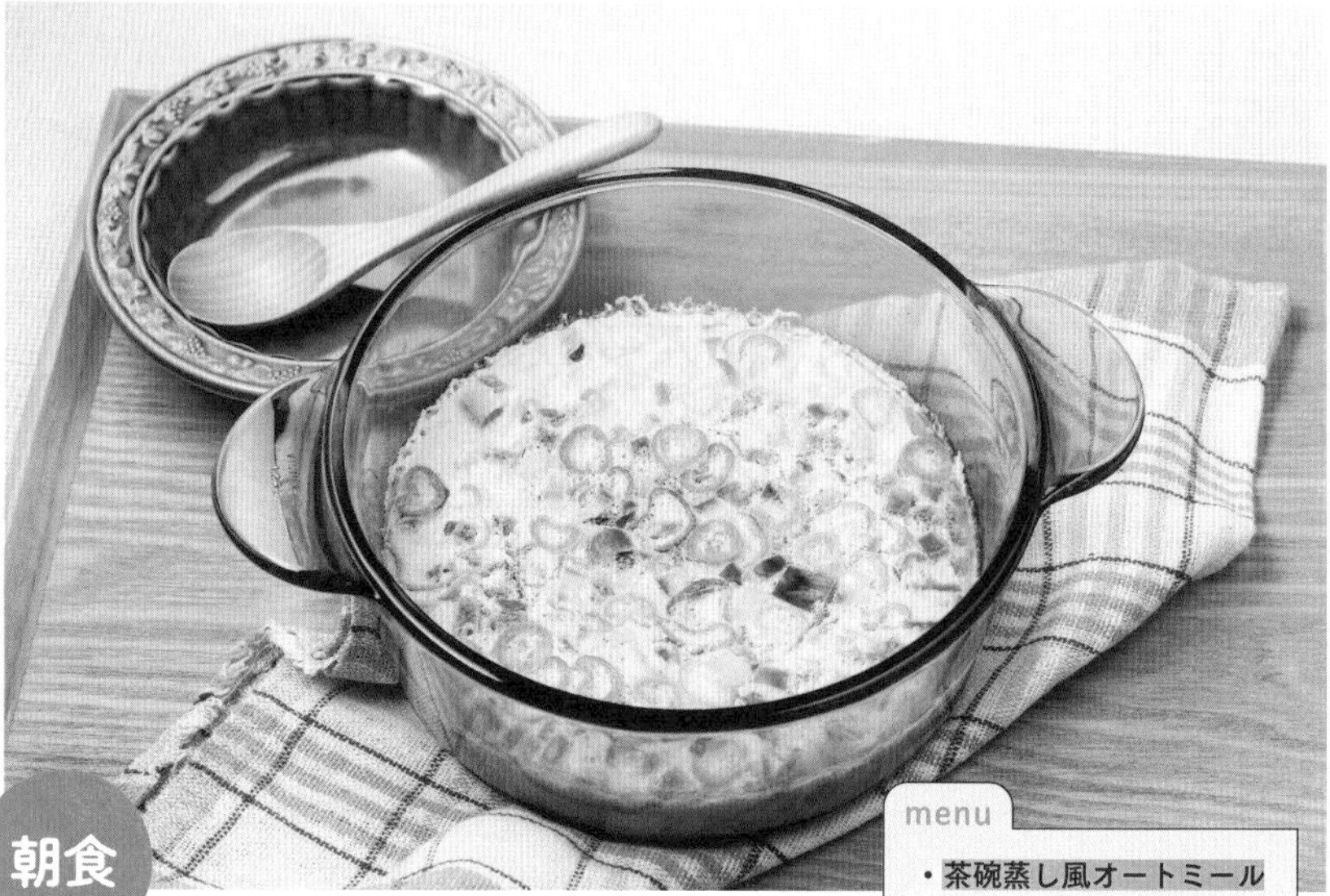

朝食

menu
・茶碗蒸し風オートミール

オートミールは水分を含ませて加熱するととろみがつき、
プチプチするので、茶腕蒸しのアクセントになります

茶碗蒸し風オートミール

材料（１人分）

オートミール（ロールドオーツ）… 30g
にんじんの細切り（P27）… 30g
ピーマン … １個
長ねぎの小口切り … 5cm分（10g）
かに風味かまぼこ … ２本（15g）
卵 … ２個
A ┌ 白だし … 大さじ２
  └ 水 … 350mℓ

作り方

1. にんじんとピーマンは粗みじん切りにする。かに風味かまぼこは5mm幅に切る。
2. 耐熱容器に卵を割り入れて溶きほぐし、Aを加えてよく混ぜる。１と長ねぎ、オートミールを加えてさらによく混ぜる。
3. ラップをかけて、600Wの電子レンジで卵液がぷるぷるに固まるまで７分加熱する（固まらなければさらに10〜60秒様子を見ながら加熱する）。

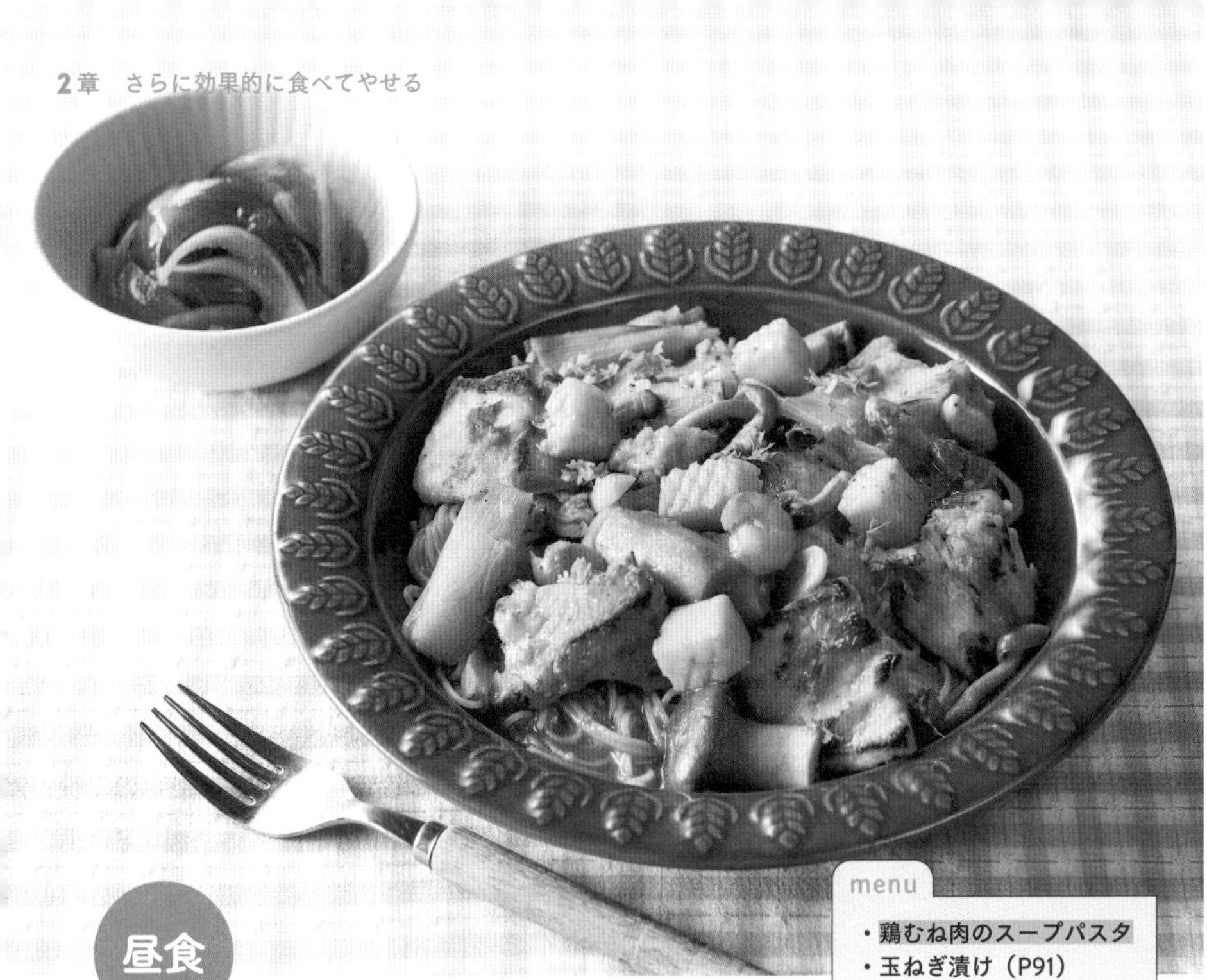

menu

- 鶏むね肉のスープパスタ
- 玉ねぎ漬け（P91）

昼食

パスタも一人前で適量なら、ダイエット中でも食べてOK。
ふだん目分量で食べている人こそ、一度しっかり量ってみて

鶏むね肉のスープパスタ

材料（1人分）

鶏むね肉のアクアパッツァ（P68）… 半量
パスタ（カッペリーニなどの細いもの）… 80g
オリーブオイル … 大さじ1/2
塩 … 少々
こしょう … 少々

作り方

1. パスタは袋の表示通りにゆでる。ゆで汁100㎖は取りおく。
2. 鶏むね肉のアクアパッツァ風をフライパンに入れて中火にかけ、ひと煮立ちさせる。1のパスタとゆで汁を加えて混ぜ、オリーブオイルをからめる。塩、こしょうで味をととのえて器に盛り、好みでパセリのみじん切りを散らす。

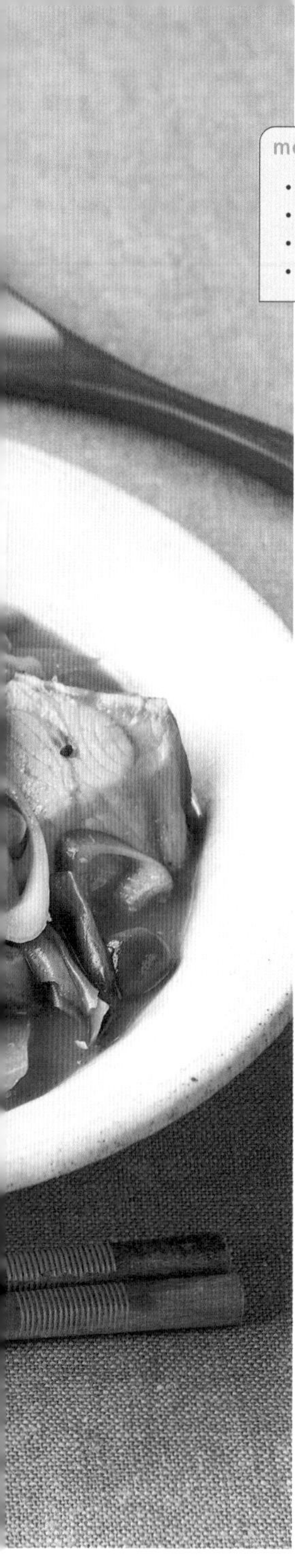

menu

- 鮭とキャベツの粕汁風
- ピーマンとえのきのあえもの（P90）
- 長いもの磯辺焼き（P94）
- ご飯　130ｇ

夕食

こちらも昨日の半量で食べる汁ものを。酒粕ではなく、
アーモンドミルクを加えることで濃厚な旨味に

鮭とキャベツの粕汁風

材料（１人分）

鮭とキャベツのちゃんちゃん焼き（P67）… 半量
しめじ … 1/2パック（50g）
長ねぎ … 1/3本（30g）
アーモンドミルク（または豆乳や牛乳）… 50㎖
煮汁
麺つゆ（5倍濃縮）… 小さじ１
しょうが（チューブ）… 小さじ２（10g）
水 … 150㎖

作り方

1. しめじはほぐす。長ねぎは斜め薄切りにする。
2. ちゃんちゃん焼きの鮭は３等分に切り、ちゃんちゃん焼きのそのほかの具や汁とともに鍋に入れる。しめじと煮汁を加え、中火にかける。ひと煮立ちしたら、アーモンドミルクと長ねぎを加え、沸騰直前まで温める。

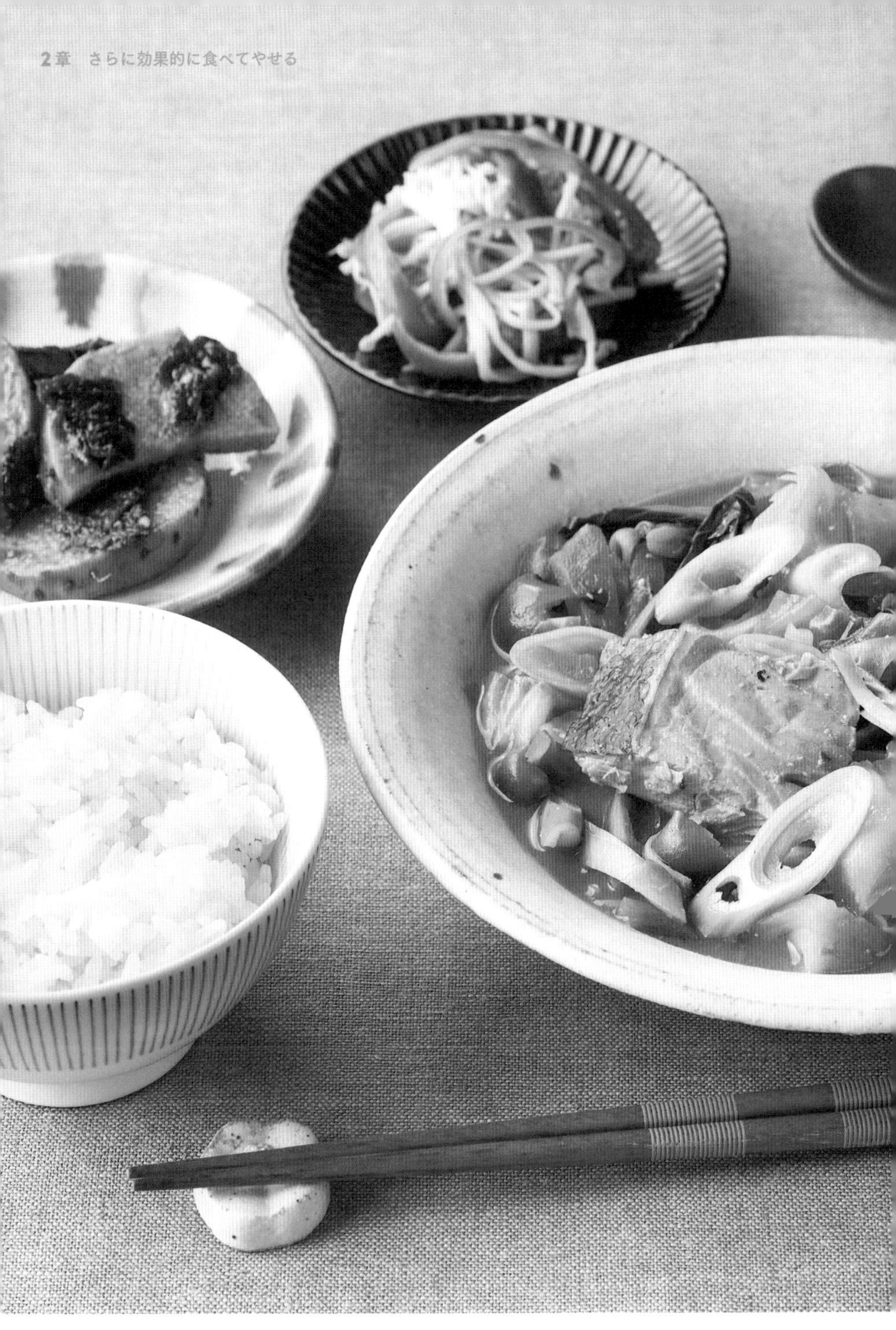

WEDNESDAY

水曜日

合計 1442kcal

（たんぱく質96g / 脂質36g / 炭水化物204g）

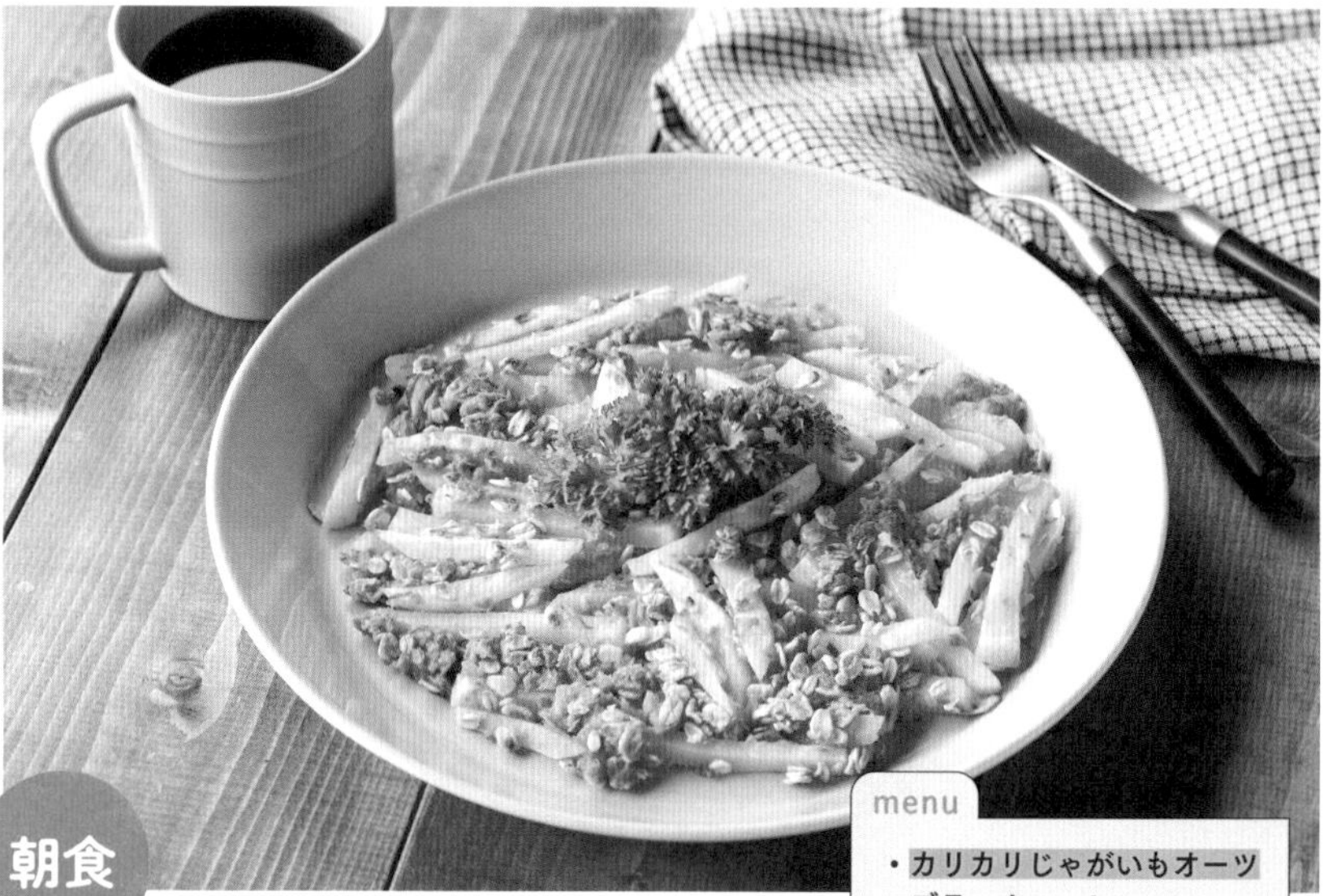

朝食

menu

- カリカリじゃがいもオーツ
- ブラックコーヒー

焼いたオートミールのプチプチと、ほくほくのじゃがいもがよく合います

カリカリじゃがいもオーツ

材料（1人分）

じゃがいも … 小1個（150g）
オートミール
（ロールドオーツ）… 30g
ツナ水煮缶 … 小1缶（70g）
コンソメスープの素
… 小さじ1
片栗粉 … 大さじ1
オリーブオイル … 小さじ2
こしょう … 少々

作り方

1. じゃがいもはスライサーなどで細切りにし、ボウルに入れ、オートミールを加えてざっと混ぜる。ツナを缶汁ごと加え、コンソメ、片栗粉も加えて混ぜ合わせる。
2. フライパンにオリーブオイルを中火で熱し、1を広げて入れる。フライ返しでぎゅっと押しつけながら3分焼く。
3. こんがりと焼き色がついたら、皿に滑らせるようにして取り出し、フライパンをかぶせてひっくり返し、ふたをしてさらに3分焼く。器に盛り、こしょうをふり、好みでパセリを添える。

細切りにしたじゃがいもは水にさらさずに使う。オートミールを混ぜると、じゃがいものでんぷんで自然にくっつく。

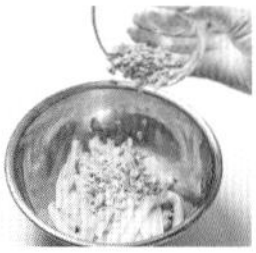

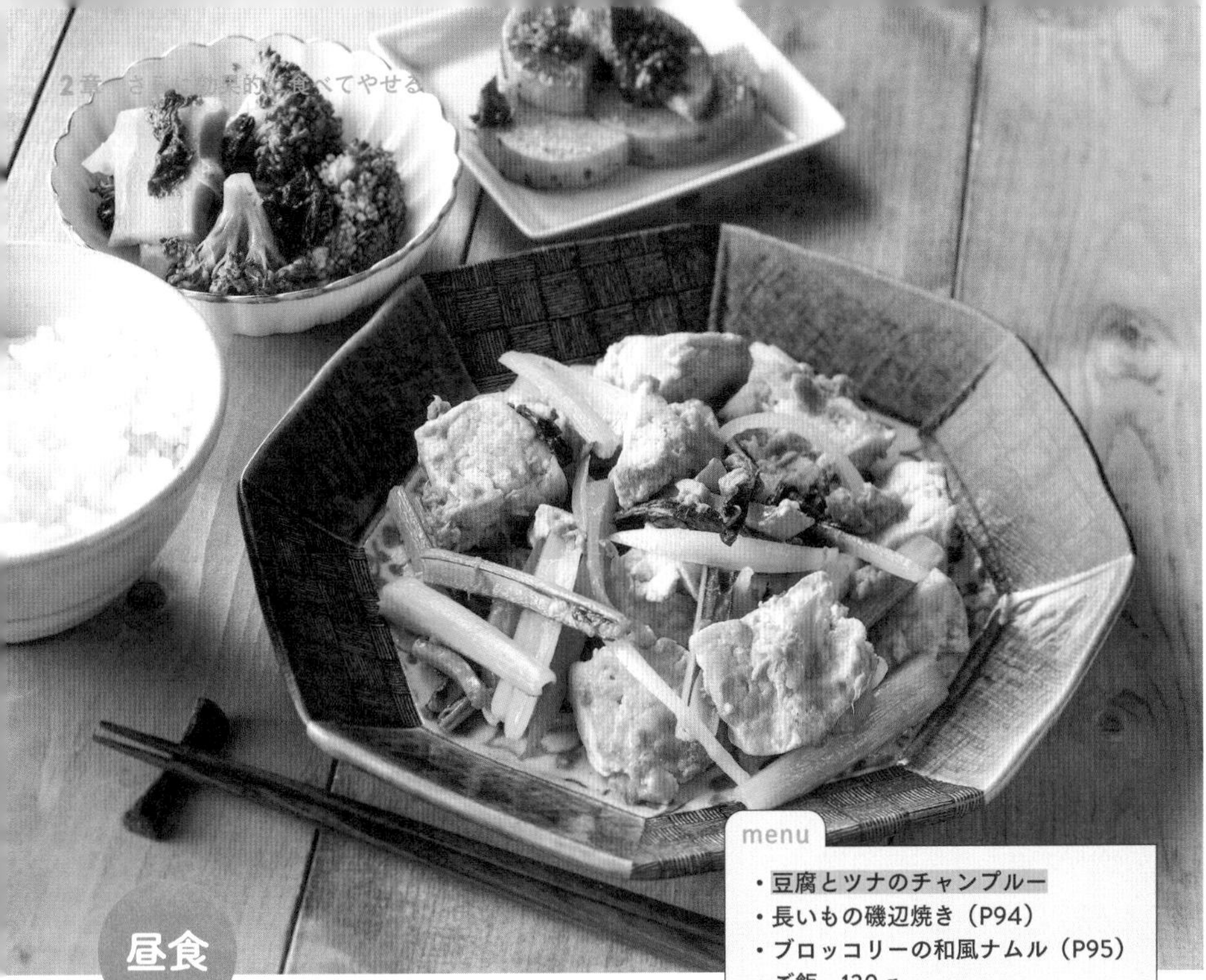

menu

- 豆腐とツナのチャンプルー
- 長いもの磯辺焼き（P94）
- ブロッコリーの和風ナムル（P95）
- ご飯　130 g

昼食

豆腐やツナなど、家によくあるもので作れる一皿。
野菜はあるもので代用しても

豆腐とツナのチャンプルー

材料（２人分）

もめん豆腐 … １丁（300g）
ツナ水煮缶 … 小１缶（70g）
玉ねぎの薄切り（P27）… 50g
にんじんの細切り（P27）… 50g
小松菜 … 大1/2束（150g）
オリーブオイル … 小さじ１

合わせ調味料

オイスターソース … 大さじ１
鶏ガラスープの素 … 小さじ１
にんにく（チューブ）… 少々

作り方

1. 豆腐はペーパータオルで包み、耐熱皿に置く。600Wの電子レンジで３分加熱し、そのまま15分おいて冷ます。やけどに注意しながらペーパータオルの上からぎゅっと押し、水けを押し出して除く。ペーパータオルで表面の水けを拭く。
2. 小松菜は5㎝長さに切る。
3. フライパンにオリーブオイルを入れて中火で熱し、１の豆腐を一口大にちぎって入れる。あいているところに玉ねぎ、にんじん、小松菜を入れ、しんなりするまで炒める。
4. ツナを汁ごと加えてざっと混ぜ、合わせ調味料を回し入れて炒め合わせる。

＊半量は残して、翌日の昼食の「とんぺい焼き風」に使う。

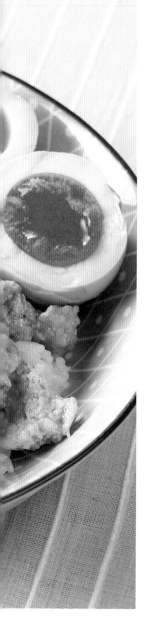

menu

- エスニック鶏大根丼
- ベジ和タトゥイユ（P93）

夕食

鶏ひき肉は、ほぐしすぎず、少しかたまりが残るように
炒めると食べ応えが増します

エスニック鶏大根丼

材料（作りやすい分量）

鶏むねひき肉 … 300g
大根 … 200g
しょうが（チューブ）… 小さじ 2（10g）

合わせ調味料

豆板醤 … 小さじ 1
オイスターソース … 大さじ 1
鶏ガラスープの素 … 小さじ 1

水溶き片栗粉

片栗粉 … 小さじ 1
水 … 50mℓ

オリーブオイル … 小さじ 1
温かいご飯 … 130g
煮卵（P27）… 1 個
ゆでおきブロッコリー（P27）… 2 切れ
あれば糸とうがらし … 少々

作り方

1. 大根は1cm角に切る。
2. フライパンにオリーブオイルを中火で熱し、しょうがを入れて香りが立ったら、ひき肉を入れて細かくしすぎないように粗くほぐしながら炒める。肉の色が変わったら、大根を加えて炒め合わせる。
3. 水100mℓを注いでふたをし、5 分煮て、合わせ調味料を加えて混ぜる。水溶き片栗粉を加えてさっと煮立て、とろみをつける。
4. 器にご飯を盛り、3 の半量をのせ、糸とうがらしをのせる。煮卵を半分に切り、ゆでおきブロッコリーとともに添える。

＊ 3 の鶏大根の半量は残して、翌日の夕食の「ビビンバ丼」に使う。

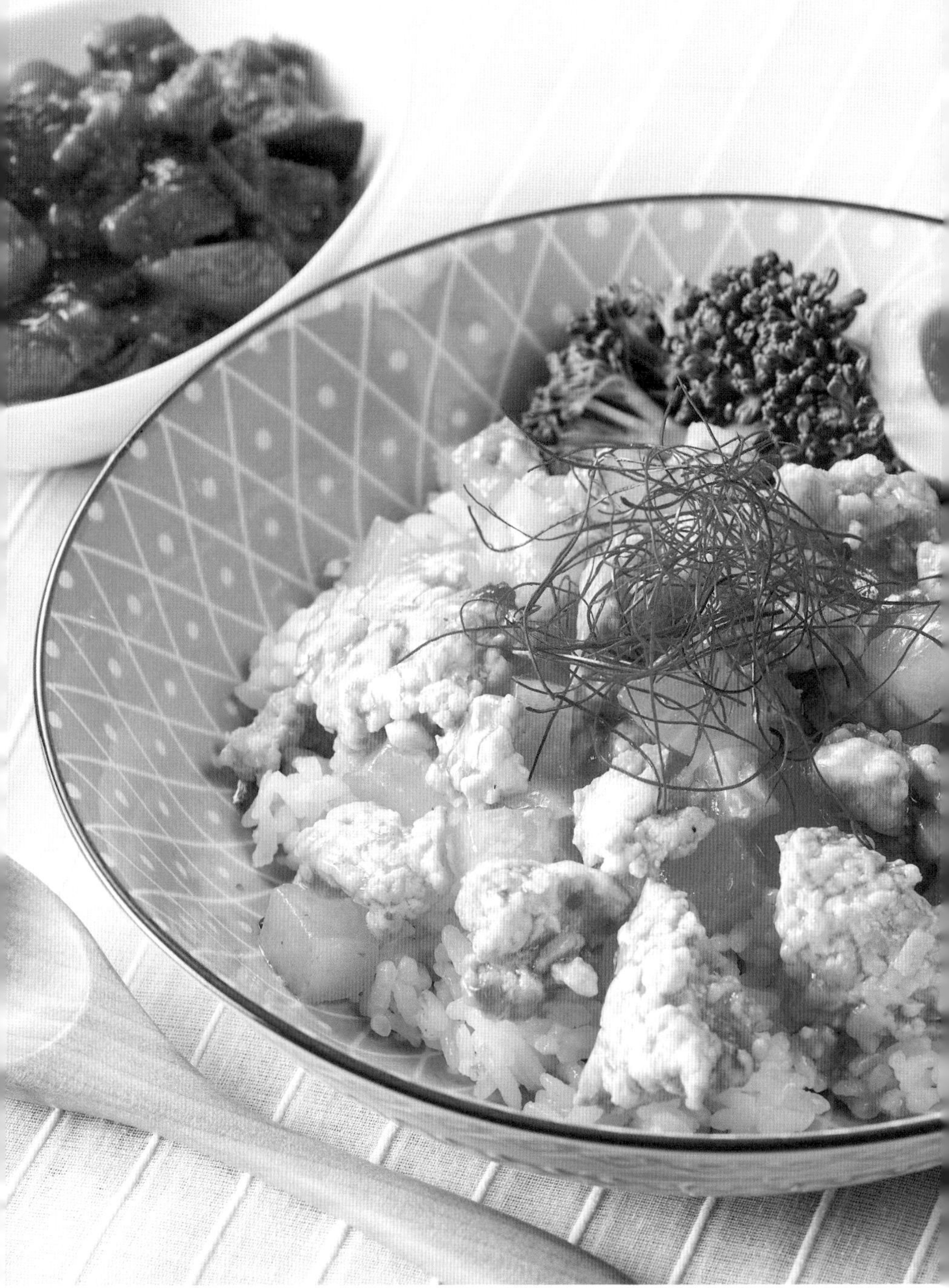

THURSDAY

木曜日

合計 1509kcal

（たんぱく質95g / 脂質41g / 炭水化物208g）

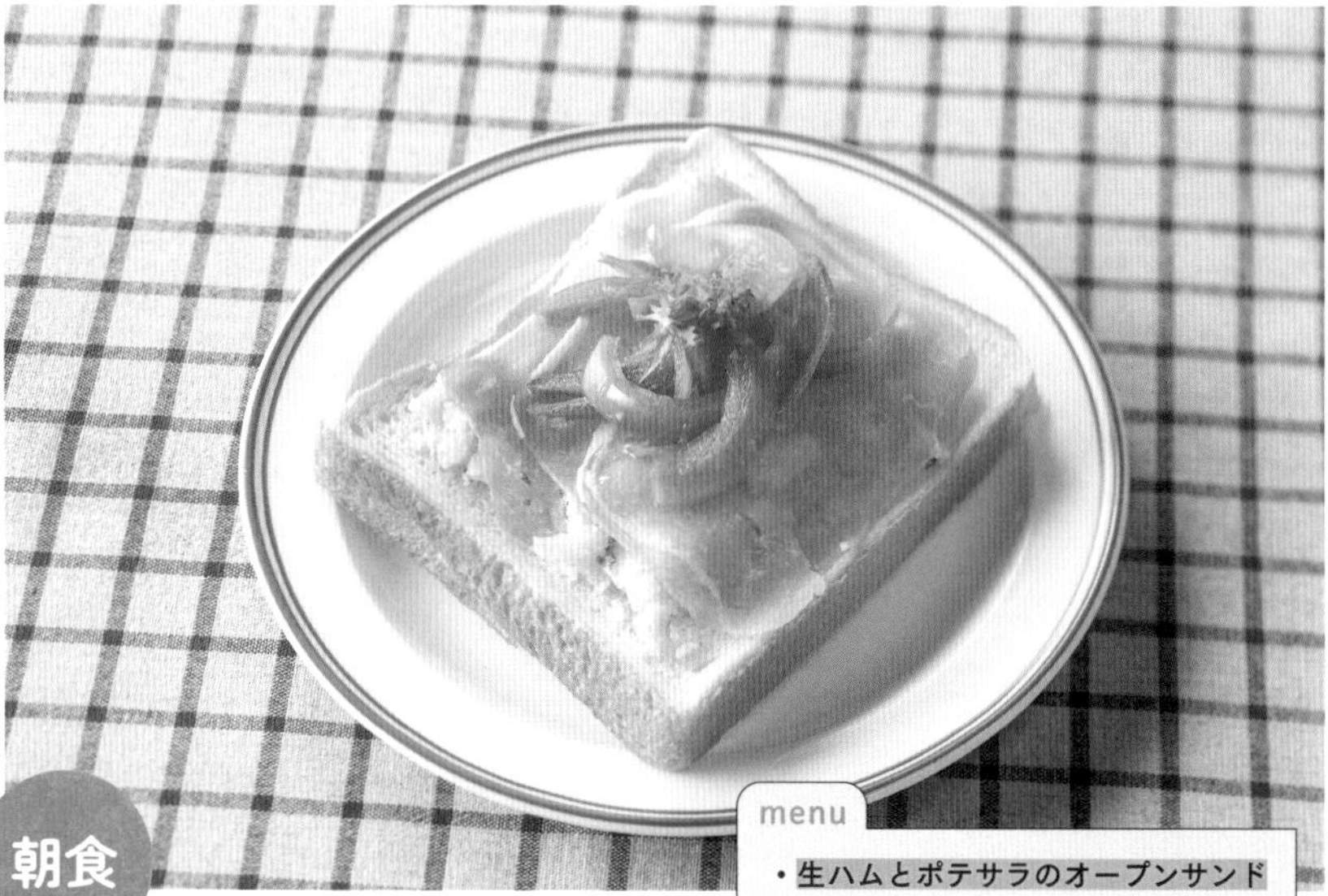

朝食

menu

・生ハムとポテサラのオープンサンド

焼かないふわふわの食パンをたまには食べたい、という日に。
じゃがいもで腹持ちもばっちりです

生ハムとポテサラのオープンサンド

材料（１人分）

食パン（６枚切り）… １枚
和風マッシュポテト（P92）… 大さじ２
玉ねぎ漬け（P91、汁をきったもの）
… 大さじ１
生ハム（ロース）… ２～３枚（20g）

作り方

食パンに和風マッシュポテト、生ハム、玉ねぎ漬けを順にのせ、好みでパセリをのせる。

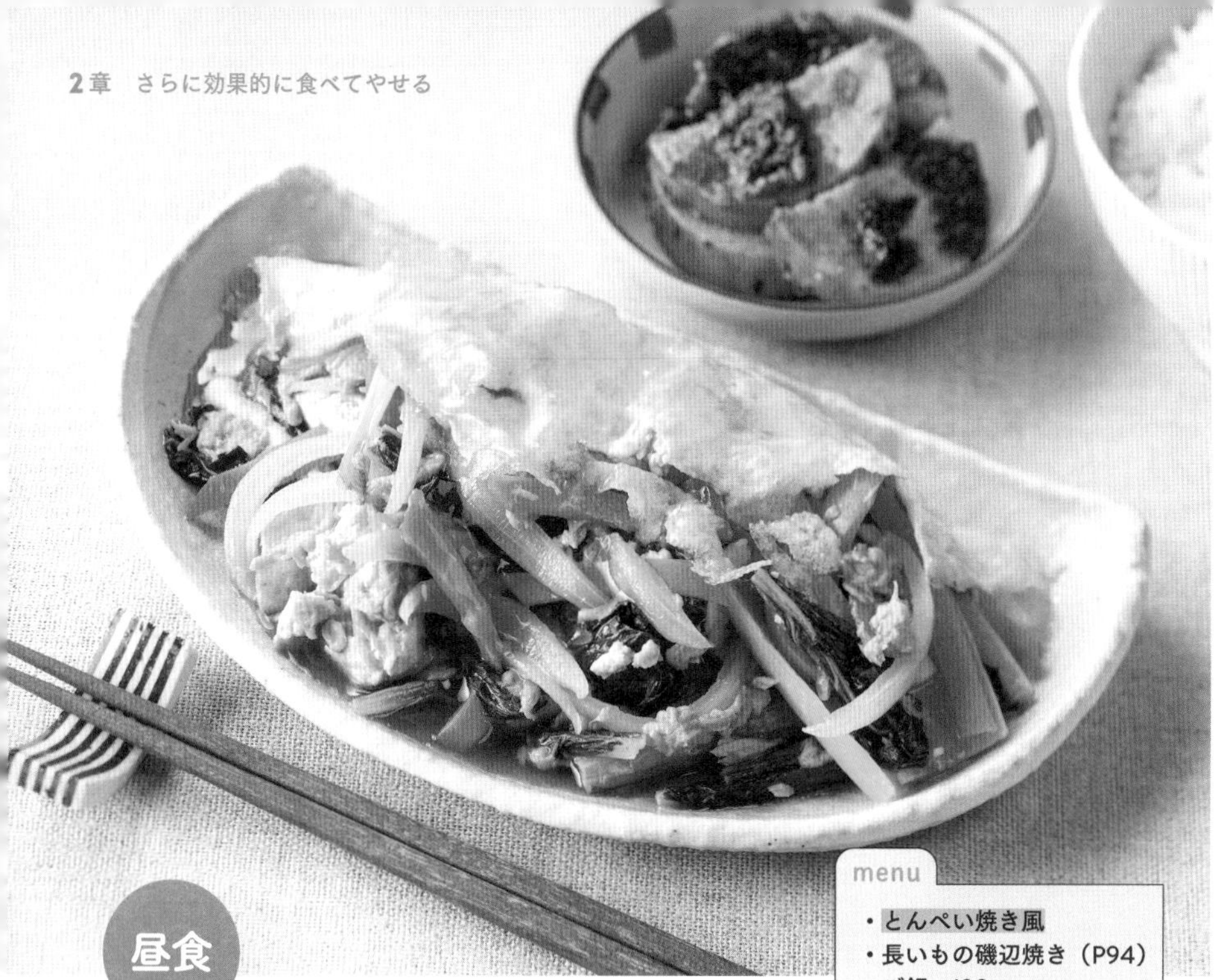

menu

- とんぺい焼き風
- 長いもの磯辺焼き（P94）
- ご飯　130g

昼食

薄焼き卵で具を包んだとんぺい焼きが、
昨日の残りのおかずで、簡単に作れます

とんぺい焼き風

材料（1人分）

豆腐とツナのチャンプルー（P75）… 半量
溶き卵 … 1個分
オリーブオイル … 小さじ1
たれ
ポン酢しょうゆ … 大さじ1
片栗粉 … 小さじ1/2
水 … 大さじ3

作り方

1. フライパンにオリーブオイルを中火で熱し、溶き卵を入れ、フライパンを回して溶き卵を広げる。
2. 半熟になったら、豆腐とツナのチャンプルーを手前半分に広げてのせ、のせていないほうの卵を折りたたみ、皿に滑らせるようにして取り出す。
3. 耐熱容器にたれの材料を入れてざっと混ぜ、ふんわりとラップをかけて、600Wの電子レンジで30秒加熱する。いったん取り出してよく混ぜ、再びラップをかけて、600Wの電子レンジで20秒加熱し、2にかける。

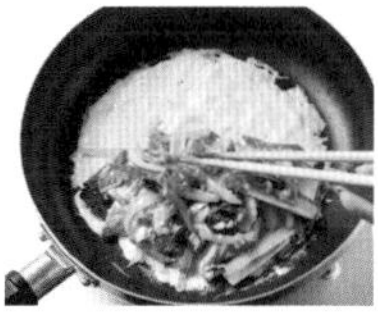

卵が半熟になったら手前に具をのせて、奥の卵が固まったら、パタンと半分に折りたたむ。たれはレンチンで簡単に作れる。

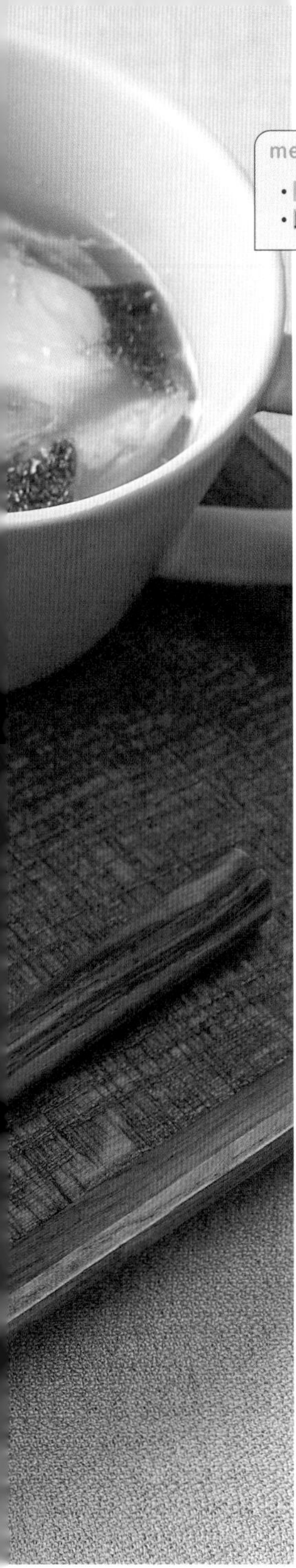

menu

・ビビンバ丼
・即席レタススープ

夕食

忙しい時こそ、作りおきのおかずをのせるだけの簡単丼を。
よく混ぜて食べて。丼で余った卵白は無駄なくスープに使って

ビビンバ丼

材料（1人分）

エスニック鶏大根丼（P76）の鶏大根 … 半量
きのこのつくだ煮（P92）… 大さじ2
にんじんのからしだれサラダ（P95）… 大さじ2
卵黄 … 1個分
温かいご飯 … 130g
コチュジャン … 小さじ1

作り方

どんぶりにご飯を盛り、エスニック鶏大根、きのこのつくだ煮、にんじんのからしだれサラダをのせる。中央に卵黄をのせ、コチュジャンを添える。

即席レタススープ

材料（1人分）

サニーレタス … 1枚
鶏ガラスープの素 … 小さじ1/2
卵白 … 1個分
焼き海苔 … 1/2枚

作り方

1. サニーレタスは手でちぎる。
2. 鍋に水200mℓ、鶏ガラスープの素を入れて中火にかけ、沸騰したらサニーレタスを加えてさっと煮る。卵白を溶いて少しずつ注ぎ、浮いてきたら、海苔をちぎって加える。器に盛り、好みで長ねぎの小口切りを散らす。

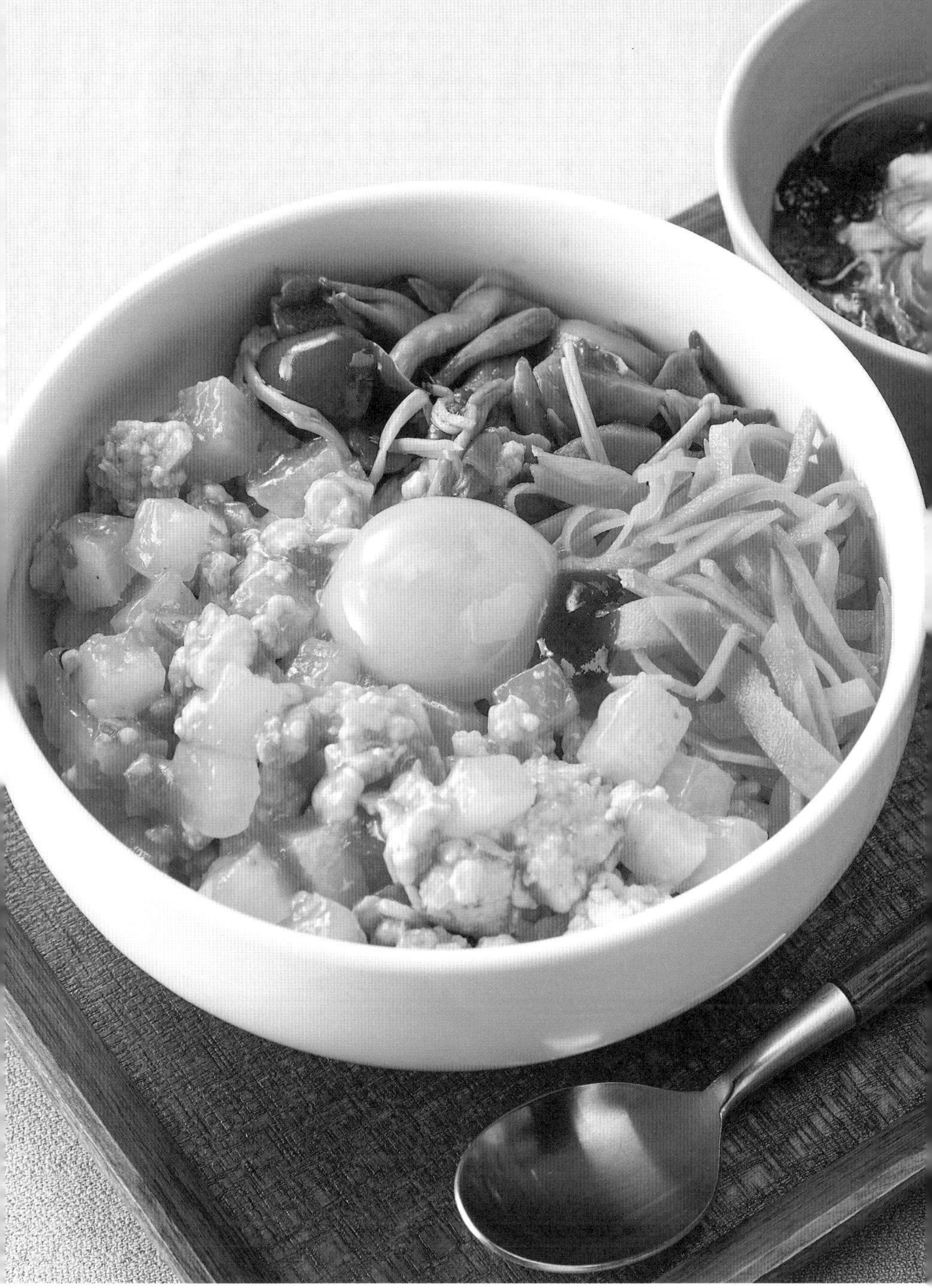

FRIDAY

金曜日

合計1404kcal
（たんぱく質93g / 脂質43g / 炭水化物178g）

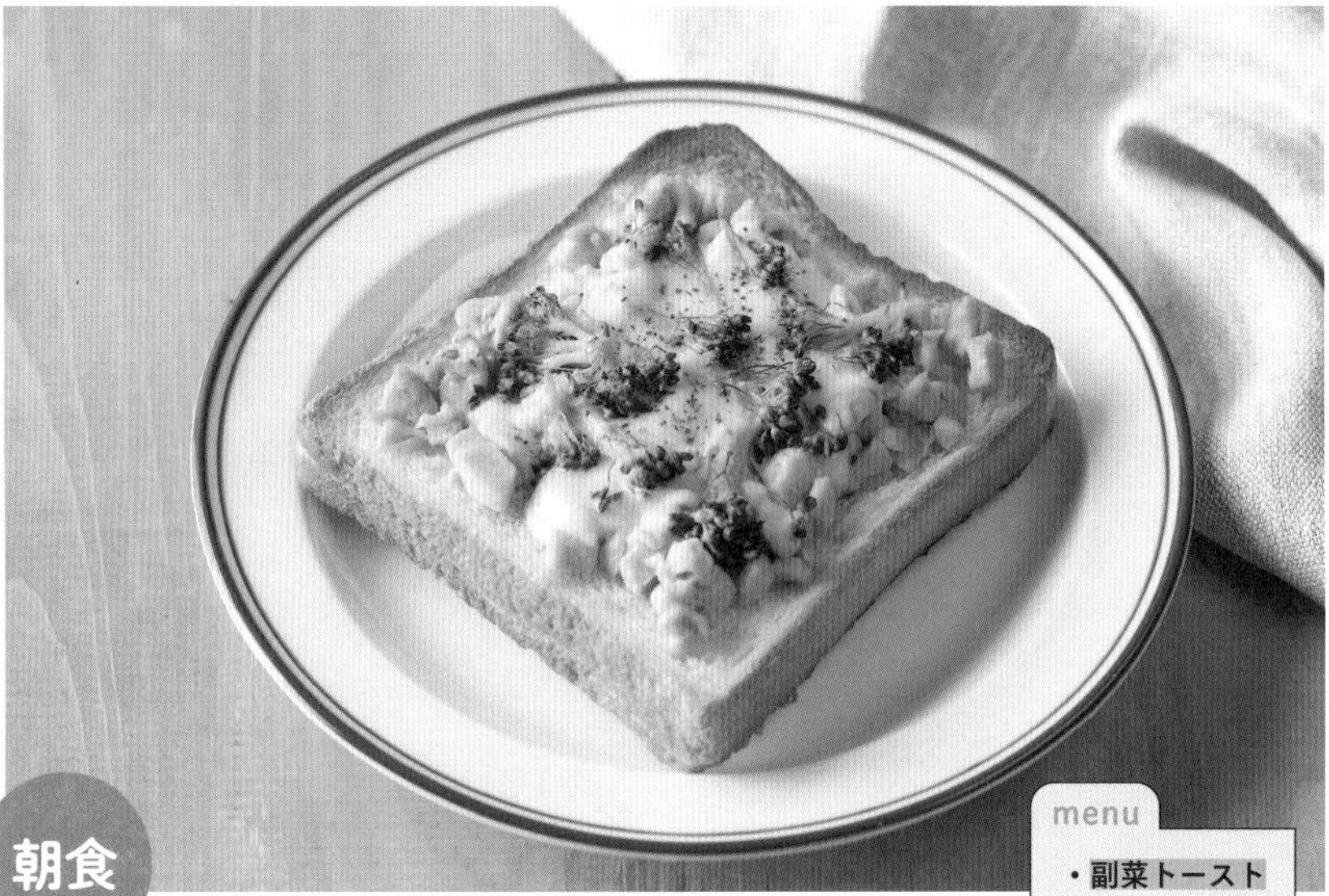

朝食

menu
・副菜トースト

高野豆腐がひき肉代わり。
意外な組み合わせがおいしい！

高野豆腐トースト

材料（１人分）

食パン（６枚切り）… １枚
高野豆腐そぼろ（P91）… 大さじ３
ピザ用チーズ … 30g
ゆでおきブロッコリー(P27)
… ３切れ（30g）

作り方

1. ブロッコリーは細かく裂く。
2. 食パンに高野豆腐そぼろ、チーズ、ブロッコリーをのせる。トースターでこんがりと焼き色がつくまで焼く。好みで七味とうがらしをふる。

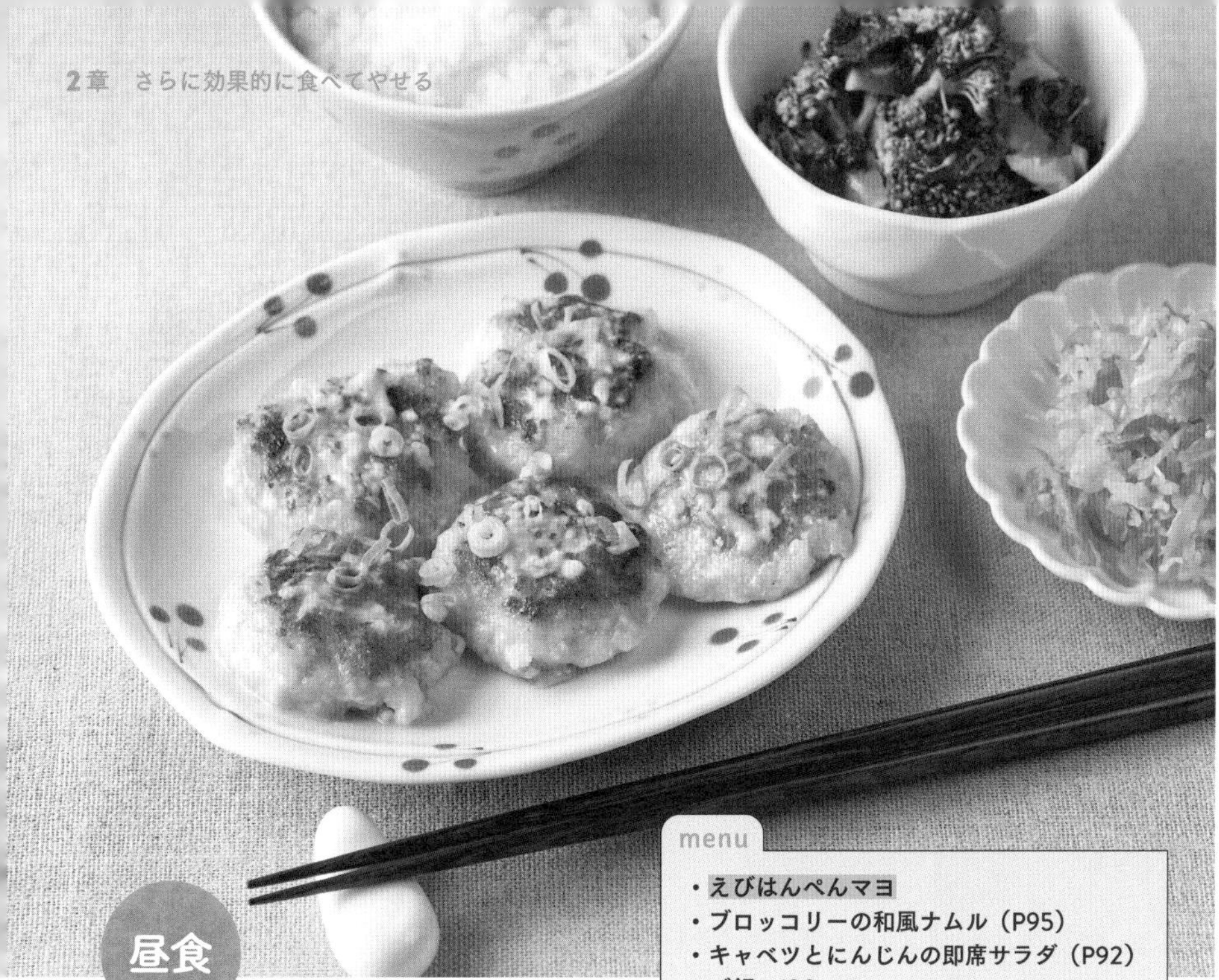

昼食

menu

- えびはんぺんマヨ
- ブロッコリーの和風ナムル（P95）
- キャベツとにんじんの即席サラダ（P92）
- ご飯　130ｇ

はんぺんを練って使うことでふわふわの仕上がりに。
はんぺんも高たんぱく・低脂質です。えびだねの半量は翌日に使うので取り分けて

えびはんぺんマヨ

材料（作りやすい分量）

むきえび…100g
はんぺん… 1 枚（100g）
えのきたけ…1 袋（100g）
片栗粉…大さじ 2
オリーブオイル…小さじ 1

マヨネーズだれ

マヨネーズ（カロリー80%オフのもの）…大さじ 1
オリゴ糖…小さじ 1
鶏ガラスープの素…小さじ 1
水…大さじ 2

作り方

1. えのきたけは1㎝幅に切ってほぐす。えびは背わたを除き、包丁で細かくたたく。
2. ボウルに 1 とはんぺん、片栗粉を入れて、手でよくこねてえびだねを作る。半量は保存容器に取り分け、冷蔵庫に置く。
3. 2 の半量を 5 等分して丸め、手のひらで軽く押して円盤形にする。
4. フライパンにオリーブオイルを刷毛で塗って、3 を間隔をあけて並べ入れ、中火にかける。こんがりと焼き色がついたら、上下を返してふたをし、3 分蒸し焼きにして火を止める。
5. マヨネーズだれの材料を混ぜてフライパンに加え、えびはんぺんにからめ、好みで小ねぎの小口切りをふる。

＊ 2 で取り分けたえびだねは、翌日の昼食の「もっちりえび餃子」に使う。

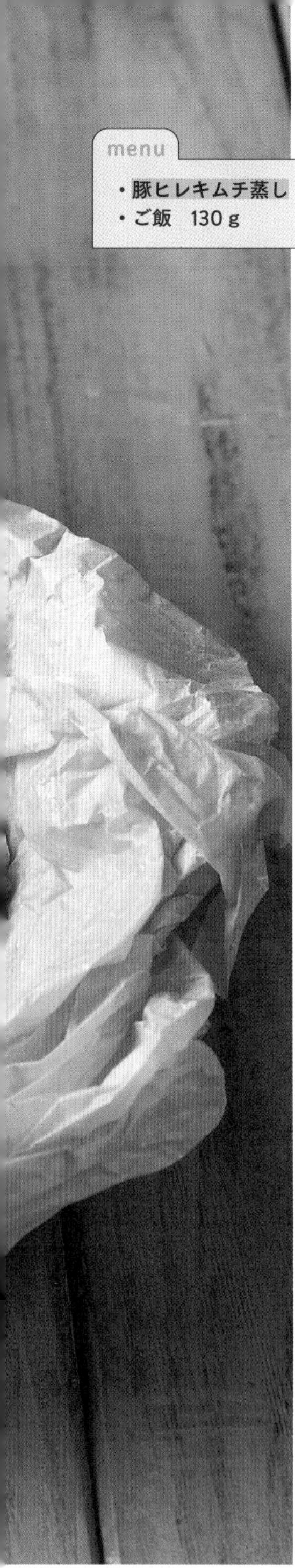

menu

- 豚ヒレキムチ蒸し
- ご飯　130 g

夕食

ダイエット中、鶏むね肉に飽きたら、豚ヒレ肉に注目！
電子レンジで蒸すことで、失敗なしで肉がやわらかくなります。
豚ヒレかたまり肉を400g買ってきて、半量をこの日のおかずに

豚ヒレキムチ蒸し

材料（1人分）

豚ヒレかたまり肉…200g
大根…100g
キャベツ…100g
キムチ…50g
にんにくの薄切り…1片分

つけだれ
ポン酢しょうゆ…大さじ1
ごま油…小さじ2

作り方

1. 大根は5㎜厚さの輪切りにする。キャベツはざく切りにする。豚肉は1㎝厚さに切る。
2. 大きめのオーブンペーパー（またはオーブンペーパーを2枚ずらして重ねる）を30〜40㎝長さに切って縦長に置き、キャベツを広げてのせ、大根、豚肉を順に重ねてのせる。豚肉の上にキムチをのせ、にんにくを散らす。オーブンペーパーの手前と奥の2辺を合わせて2回折り、左右をキャンディのようにひねって留める。600Wの電子レンジで7分加熱する。
3. つけだれの材料を小さめの器に入れて混ぜ、添える。肉や野菜をたれにつけて食べる。

半量の豚ヒレ肉の仕込みはこの日にやっておくと便利

グリルチャーシューの素

材料（1人分）

豚ヒレかたまり肉…200g
漬け込みだれ
しょうゆ…大さじ1
酒…大さじ1
オリゴ糖…大さじ1
オイスターソース…大さじ1/2
にんにくの薄切り…1片分

作り方

豚肉は1㎝厚さに切り、切り口をフォークで2〜3回刺し、保存用袋に入れる。漬け込みだれの材料を加え、袋の上から揉んでなじませ、空気を抜いて口を閉じる。冷蔵庫に入れて1時間以上おく。

＊翌日の夕食の「ヘルシー＆ガツンとグリルチャーシュー」に使う。

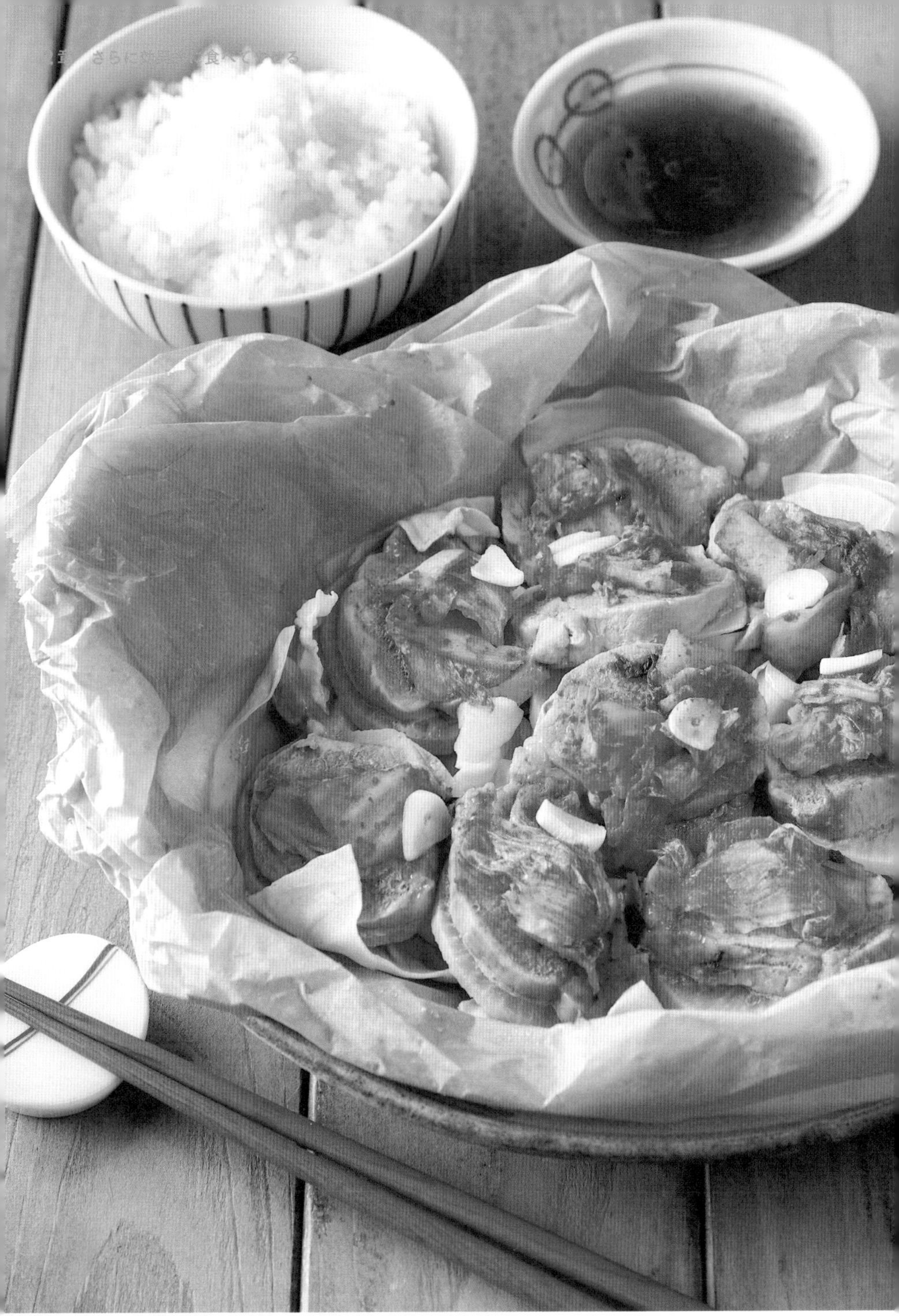

SATURDAY

土曜日

合計1597kcal

（たんぱく質95g / 脂質38g / 炭水化物214g）

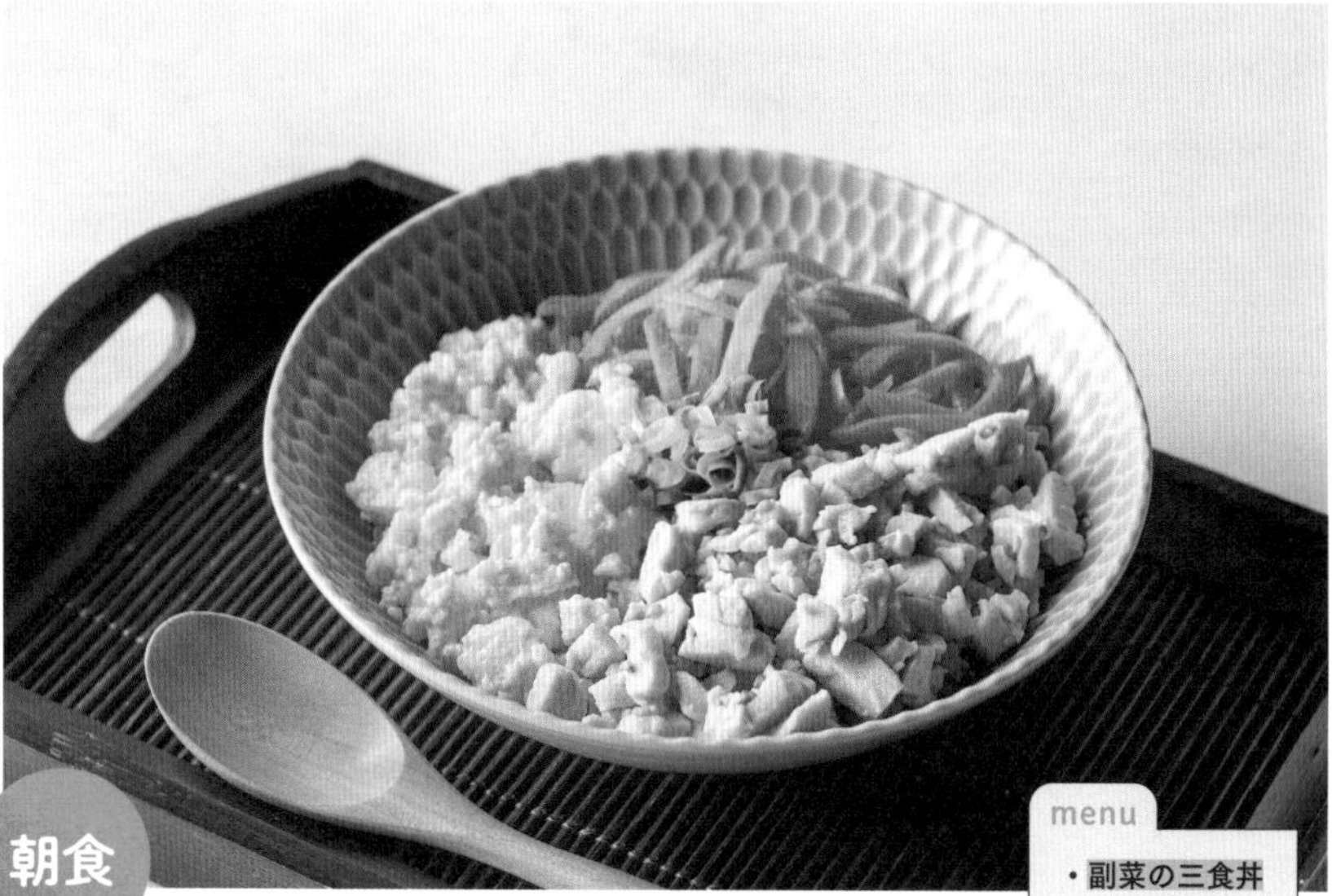

朝食

menu

・副菜の三食丼

高野豆腐が肉そぼろのような役割に。お弁当にもおすすめです

ヘルシー三色丼

材料（１人分）

高野豆腐そぼろ（P91）… 大さじ３

にんじんのからしだれサラダ（P95）
　… 1/4カップ

レンチン炒り卵

卵 … １個

塩 … 少々

水 … 小さじ１

温かいご飯 … 130g

作り方

1. レンチン炒り卵を作る。耐熱ボウルに卵を割り入れて溶き混ぜ、塩と分量の水を加えて混ぜる。ふんわりとラップをかけて、600Wの電子レンジで20秒加熱し、いったん取り出す。菜箸で大きく混ぜ、再びラップをかけて600Wの電子レンジで20秒加熱し、取り出してポロポロになるまで混ぜる。
2. どんぶりにご飯を盛り、高野豆腐そぼろ、にんじんのからしだれサラダ、1をのせ、好みで小ねぎの小口切りをのせる。

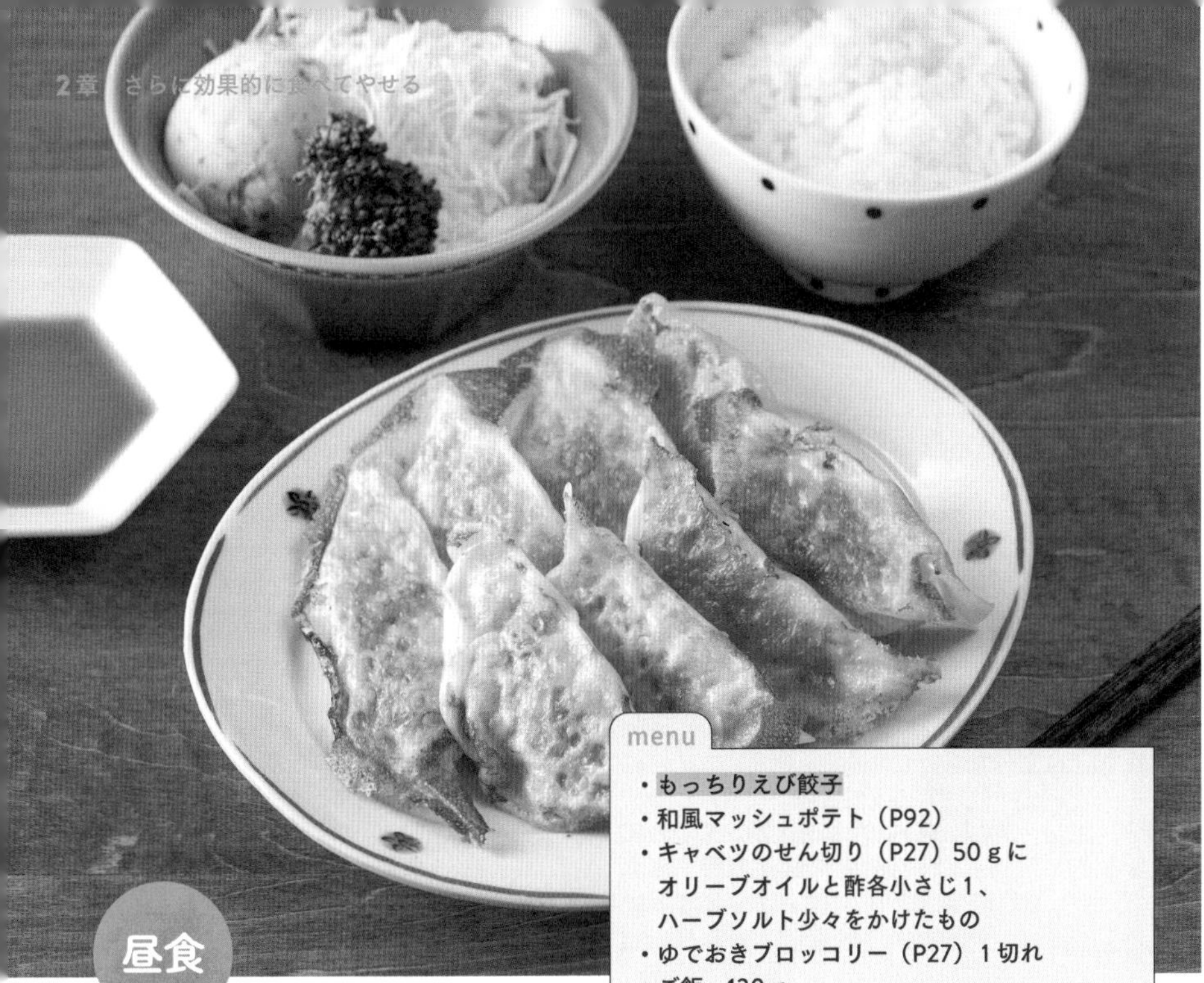

menu

- もっちりえび餃子
- 和風マッシュポテト（P92）
- キャベツのせん切り（P27）50ｇに
  オリーブオイルと酢各小さじ1、
  ハーブソルト少々をかけたもの
- ゆでおきブロッコリー（P27）1切れ
- ご飯　130ｇ

昼食

昨日の残りのえびだねで、ラクして餃子が作れます。
キャベツのせん切りにはお好みのノンオイルドレッシングをかけて食べても○

もっちりえび餃子

材料（1人分）

えびはんぺんマヨ（P83）の
　えびだね … 半量
餃子の皮 … 8枚
ごま油 … 小さじ1
ポン酢しょうゆ … 大さじ1
練りがらし(チューブ) … 少々

作り方

1. えびはんぺんマヨのえびだねを8等分し、餃子の皮にのせてひだを寄せながら包む。
2. フライパンにごま油を中火で温め、熱くなったらいったん火を止める。1を並べ入れ、再び中火にかける。3分ほど焼いて焼き色がついたら水150㎖を加えてふたをし、5～6分蒸し焼きにする。
3. ふたをはずしてさらに2～3分焼き、器に盛る。ポン酢と練りがらしを小皿に入れ、つけて食べる。

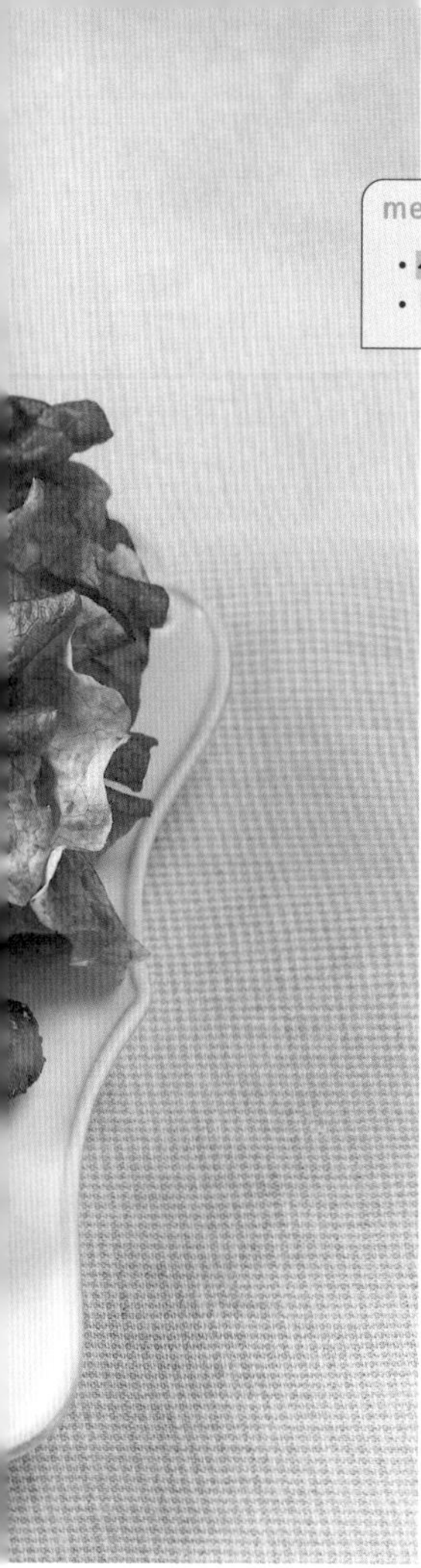

menu

- ヘルシー＆ガツンとグリルチャーシュー
- ビール　350mℓ

夕食

サニーレタスで包むことで、ゆっくり食べられ、
満腹感を得やすくなります。ビールのよいおつまみに

ヘルシー＆ガツンと グリルチャーシュー

材料（1人分）

グリルチャーシューの素（P84）… 全量
キャベツとにんじんの即席サラダ（P92）… 大さじ3
サニーレタス … 3～4枚
ごま油 … 小さじ1

作り方

1. フライパンにごま油を刷毛で塗り広げ、グリルチャーシューの素を汁けをきってのせる。中火で肉に火が通るまで途中上下を返しながら3～4分ほど焼く。
2. 器にサニーレタス、キャベツとにんじんの即席サラダ、1を盛る。サニーレタスに即席サラダ、チャーシューをのせ、巻いて食べる。

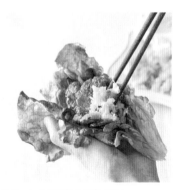

サニーレタスで包んで食べて！

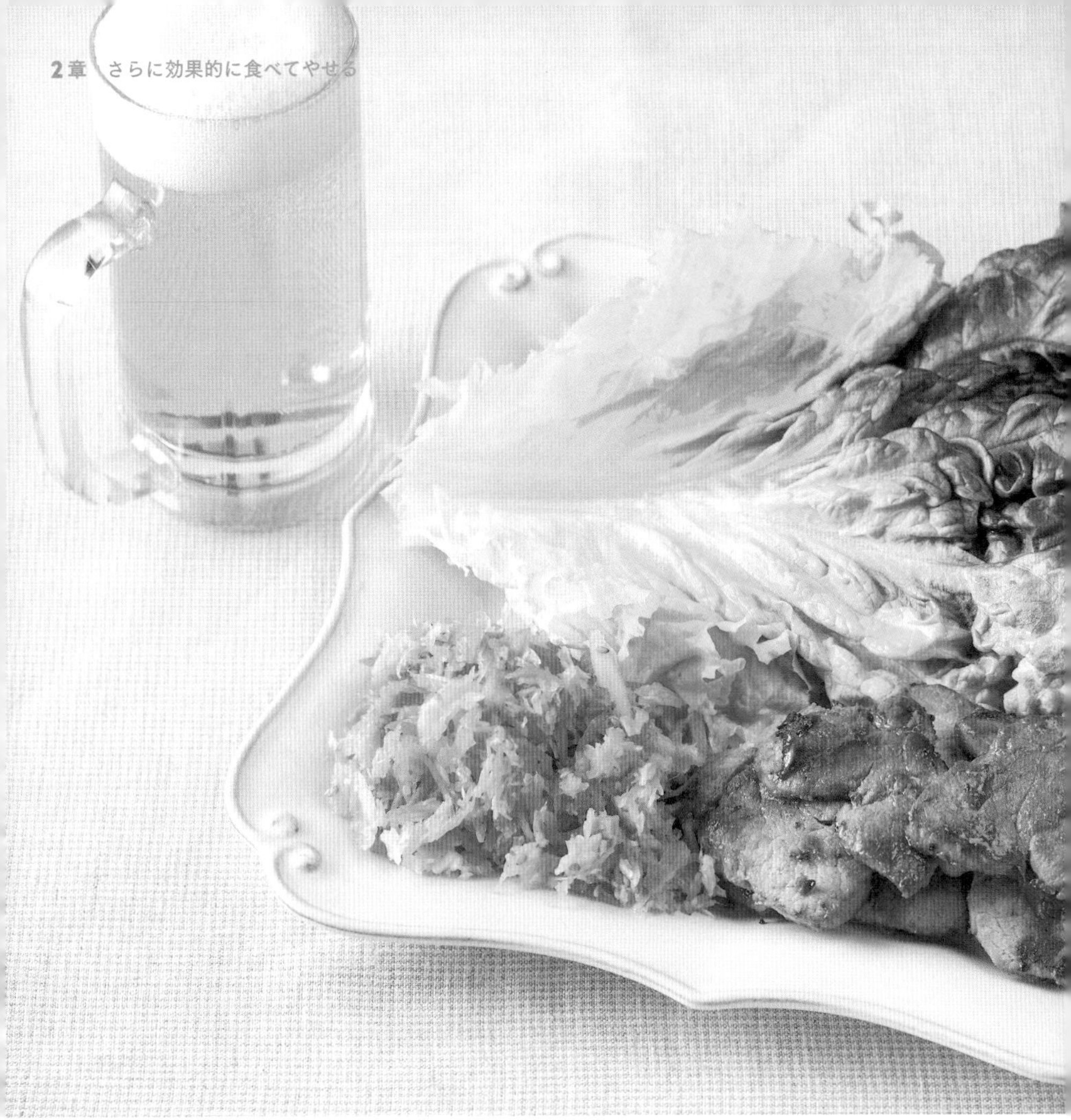

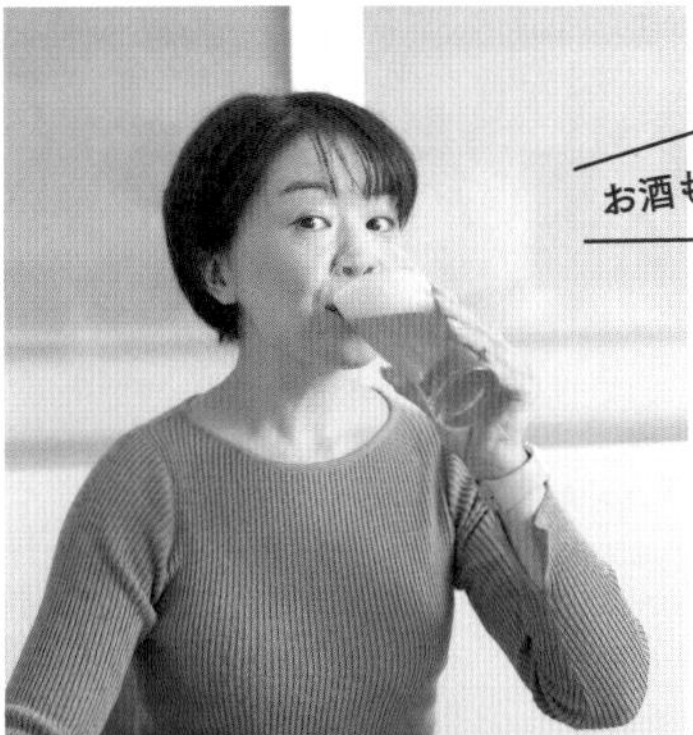

SUNDAY

日曜日

１週間よく続けられました！
今日は週に１回のオフデー。
52ページを参考に、好きなものを食べて飲んで、
また次の日からダイエットを頑張りましょう！

毎日の献立を助ける
常備菜

P66～89とP132～139の献立に出てくる
常備菜のレシピを紹介します。
この常備菜が3品ほど冷蔵庫に入っていれば、
それだけで食事作りがぐんとラクになります。
各メニューは小鉢1皿分が1食分です。
保存はすべて冷蔵で3～4日間可能です。

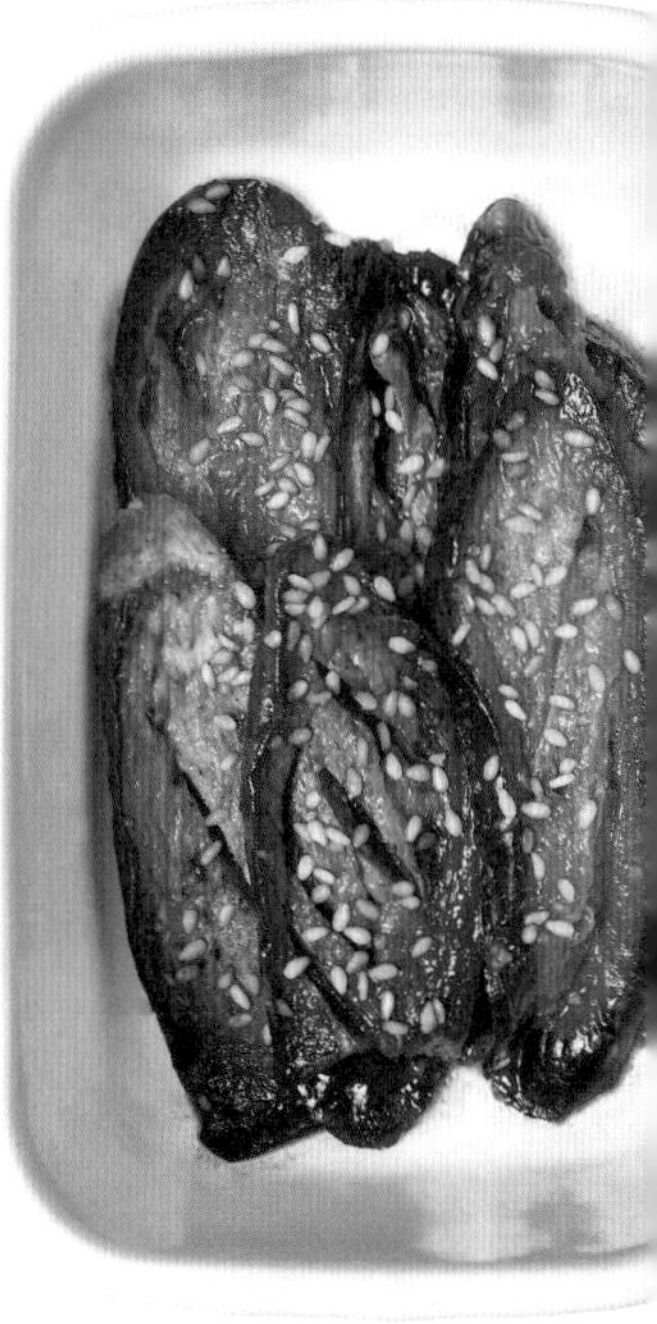

にんにくやごま油で、淡白ななすをこってり味に

なすの焼き肉風（全量113kcal）

材料（作りやすい分量）

なす…2本（160g）

合わせ調味料

- しょうゆ…小さじ1
- オリゴ糖…小さじ1
- コチュジャン…小さじ1
- にんにく（チューブ）…少々

白いりごま…小さじ1

ごま油…小さじ1

作り方

1. なすは1cm厚さの斜め切りにする。断面に斜めに数本切り目を入れる。
2. フライパンにごま油を中火で熱し、1を並べ入れて両面を焼き目がつくまで焼く。しんなりしたら、合わせ調味料を回しかけて炒め合わせ、ごまをふる。

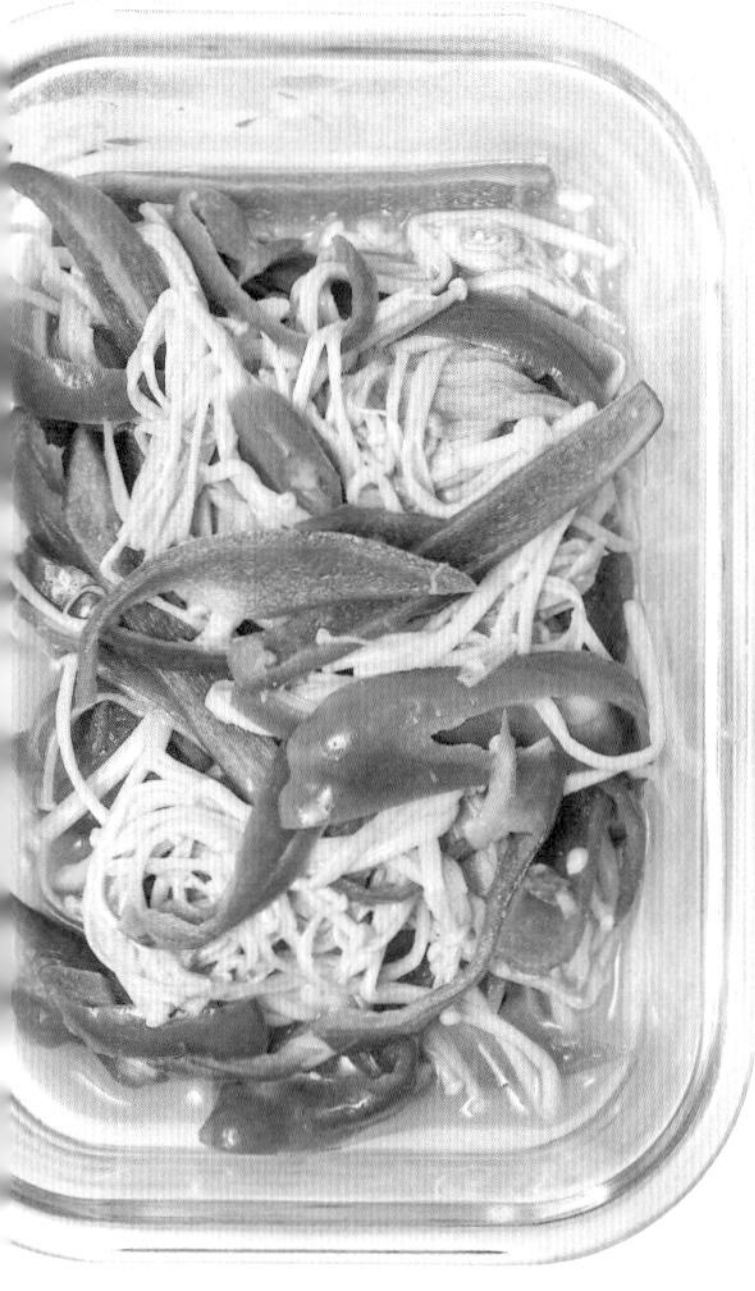

レンチンしてあえるだけ

ピーマンとえのきのあえもの（全量71kcal）

材料（作りやすい分量）

ピーマン…3個（120g）

えのきたけ…1袋（100g）

合わせ調味料

- 鶏ガラスープの素…小さじ1
- 酢…小さじ1
- 練りがらし…少々

作り方

1. ピーマンは縦半分に切って、縦細切りにする。えのきたけはほぐす。
2. 1を耐熱皿に入れ、ふんわりとラップをかけて600Wの電子レンジで2分加熱する。取り出して菜箸などで混ぜて水分を飛ばし、合わせ調味料を加えてよくあえる。

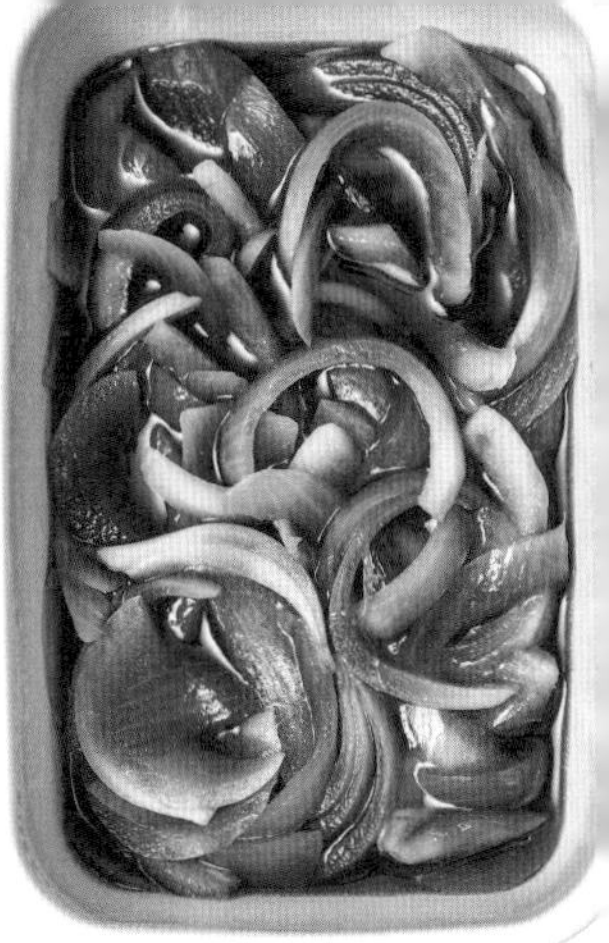

時間がたつほどに味がなじみます

玉ねぎ漬け（全量 209㎉）

材料（作りやすい分量）

玉ねぎ … 1個（200g）

マリネ液
- しょうゆ … 大さじ2
- 酢 … 大さじ2
- オリゴ糖 … 大さじ1
- ごま油 … 大さじ1/2

作り方

1. 玉ねぎは縦半分に切り、縦5㎜幅に切る。耐熱容器に入れて、ふんわりとラップをかけ、600Wの電子レンジで1分30秒加熱する。
2. ラップをはずし、マリネ液の材料をよく混ぜて加え、さっとあえる。冷めたら汁ごと保存容器に入れ、ふたをして冷蔵室に一晩おく。

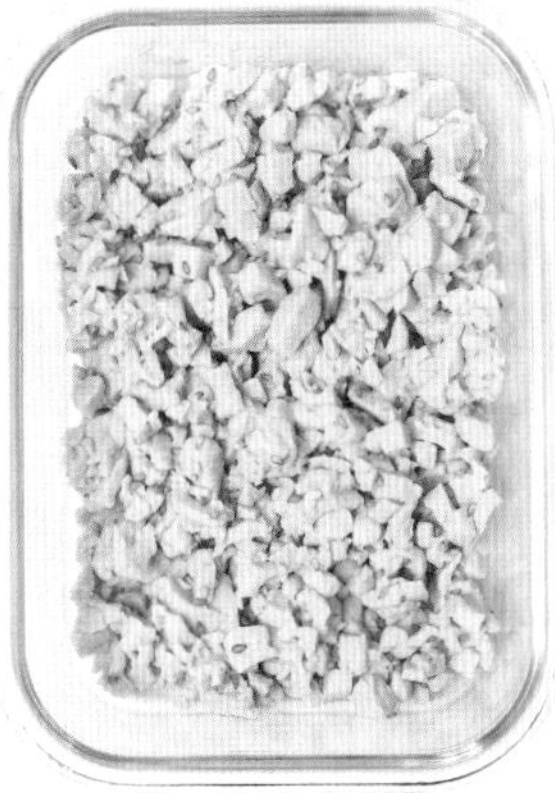

刻んだ高野豆腐を煮て、まるでひき肉みたいに

高野豆腐そぼろ（全量 284㎉）

材料（作りやすい分量）

高野豆腐 … 3枚（45g）

煮汁
- しょうゆ … 小さじ1
- オリゴ糖 … 小さじ1
- 鶏ガラスープの素 … 小さじ2
- しょうが（チューブ）… 少々
- 水 … 400㎖

白いりごま … 小さじ1

作り方

1. 高野豆腐はぬるま湯に3分ほどつけて戻す。水けをしっかり絞り、粗みじん切りにする。
2. 鍋に1と煮汁を入れて中火にかける。汁けがほとんどなくなるまで10分煮て、ごまをふる。

こってり味噌味で白いご飯に合います

なすとピーマンの味噌煮（全量 108㎉）

材料（作りやすい分量）

なす … 2本
ピーマン … 2個
しょうが（チューブ）… 少々
ごま油 … 小さじ1
塩 … ひとつまみ

煮汁
- 味噌 … 小さじ2
- 和風だしの素 … 小さじ1
- 水 … 100㎖

作り方

1. なすとピーマンは食べやすい大きさの乱切りにする。
2. フライパンにごま油としょうがを入れて弱火にかける。香りが立ったらなすを入れ、塩をふって中火で炒める。しんなりしたらピーマンを加えて混ぜ、煮汁を注いでふたをし、なすがしんなりするまで3分煮る。

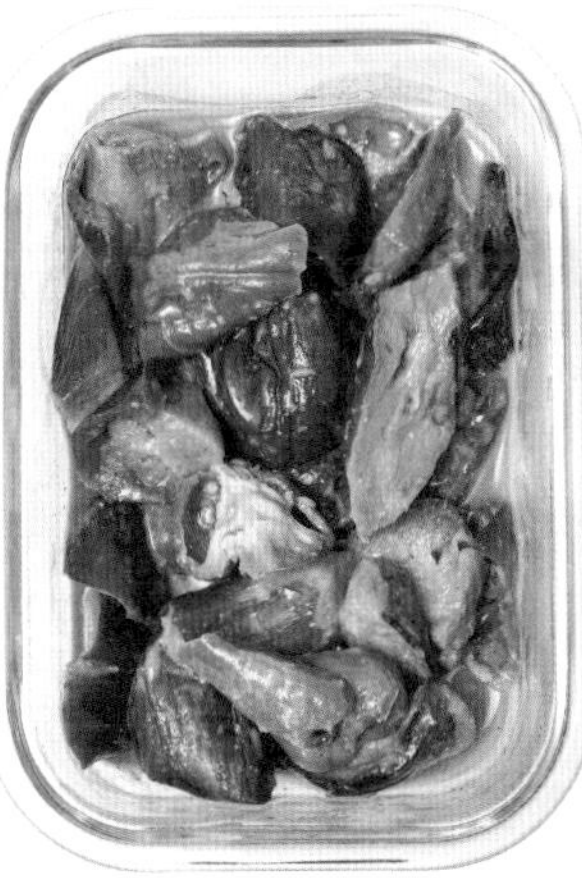

きのこは何種類か合わせるとさらにおいしい

きのこのつくだ煮（全量179㎉）

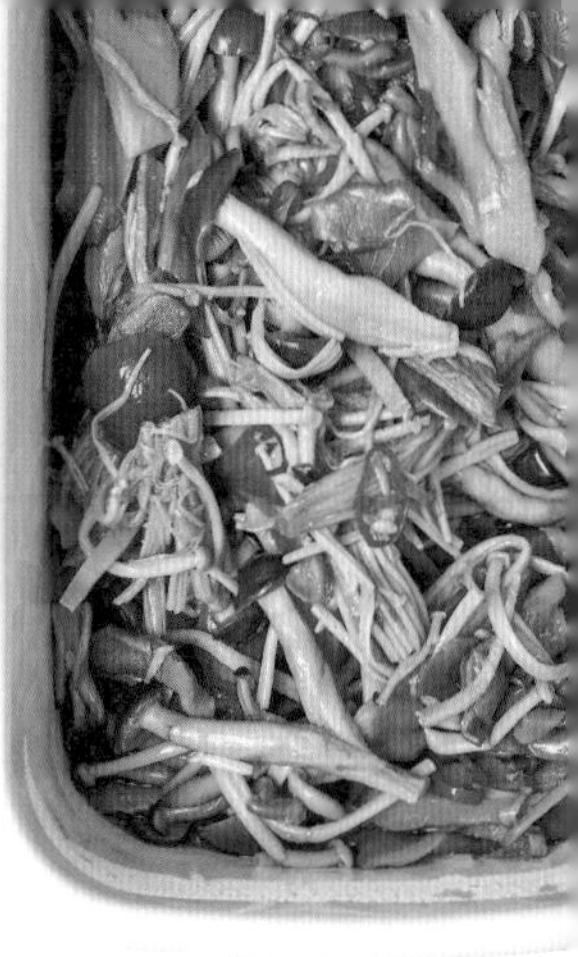

材料（作りやすい分量）

好みのきのこ（ここでは
しめじ、まいたけ、えのきたけ）
…合わせて300g
しょうがのせん切り… 1かけ分
赤とうがらしの輪切り…適量

合わせ調味料

- しょうゆ…大さじ2
- 酒…大さじ2
- オリゴ糖…大さじ1

作り方

1. えのきたけは長さを半分に切り、しめじ、まいたけとともにほぐす。
2. 深さのあるフライパンか鍋にすべての材料を入れてふたをし、中火にかける。2分ほど蒸し焼きにして、きのこから水分が出てきたらふたをはずし、時々混ぜながらさらに5分煮る。

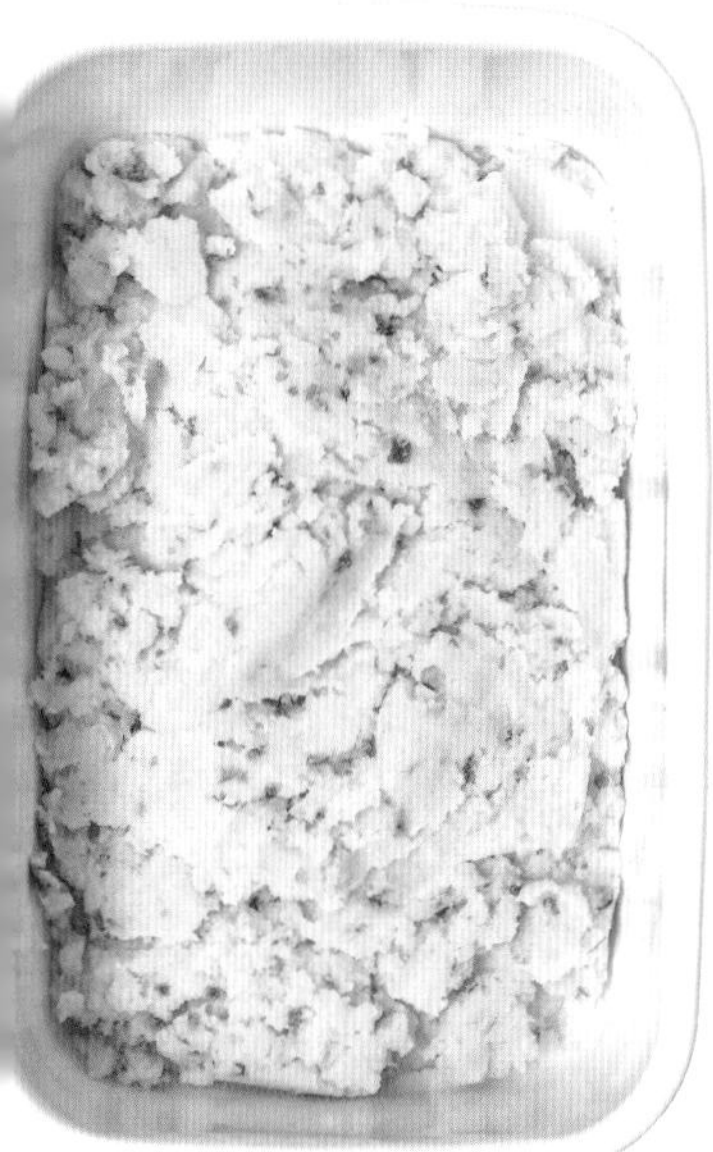

和風の味つけで、どんな食事にも合います

和風マッシュポテト（全量285㎉）

材料（作りやすい分量）

じゃがいも… 2個（350g）
和風だしの素…小さじ2
マヨネーズ（カロリー80%オフのもの）…大さじ2
青さ海苔…小さじ1

作り方

1. じゃがいもは4等分して、耐熱ボウルに入れ、ふんわりとラップをかけて、600Wの電子レンジで3分30秒加熱する。いったん取り出してざっと混ぜ、再びラップをかけて600Wの電子レンジで2分30秒加熱する。
2. 1が熱いうちにマッシャーなどで潰し、和風だしの素とマヨネーズを加えてなめらかになるまでよく混ぜる。青さ海苔を加えてざっと混ぜる。

火を使わずにあえるだけの簡単さ

キャベツとにんじんの即席サラダ（全量66㎉）

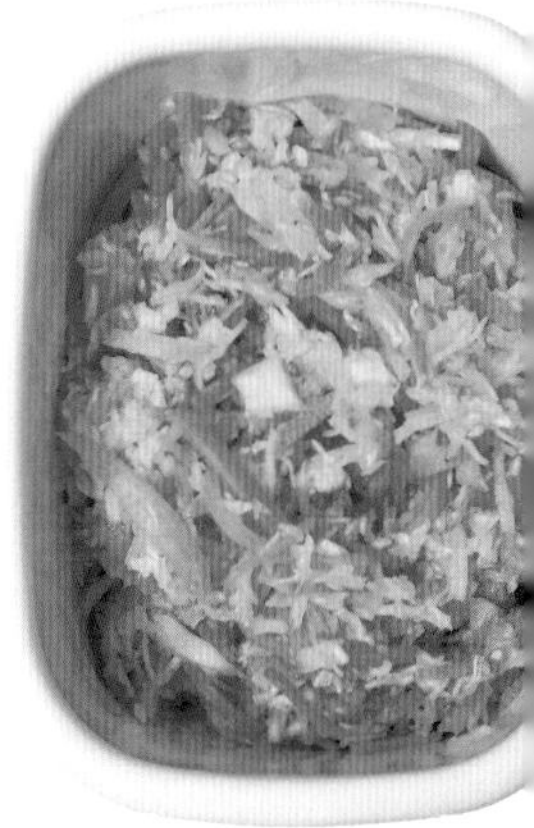

材料（作りやすい分量）

キャベツのせん切り（P27）
…100g
にんじんのせん切り…50g
塩…小さじ1/2
鶏ガラスープの素…小さじ1/2
コチュジャン…小さじ1/2
ごま油…小さじ1/2

作り方

1. キャベツとにんじんをボウルに入れ、塩をふり、さっと揉む。しんなりしたらさっと水洗いし、水けをしっかり絞る。
2. 鶏ガラスープ、コチュジャンを加えて混ぜ、ごま油を加えてあえる。

いろいろな野菜が一度にとれます

ベジ和タトゥイユ（全量335kcal）

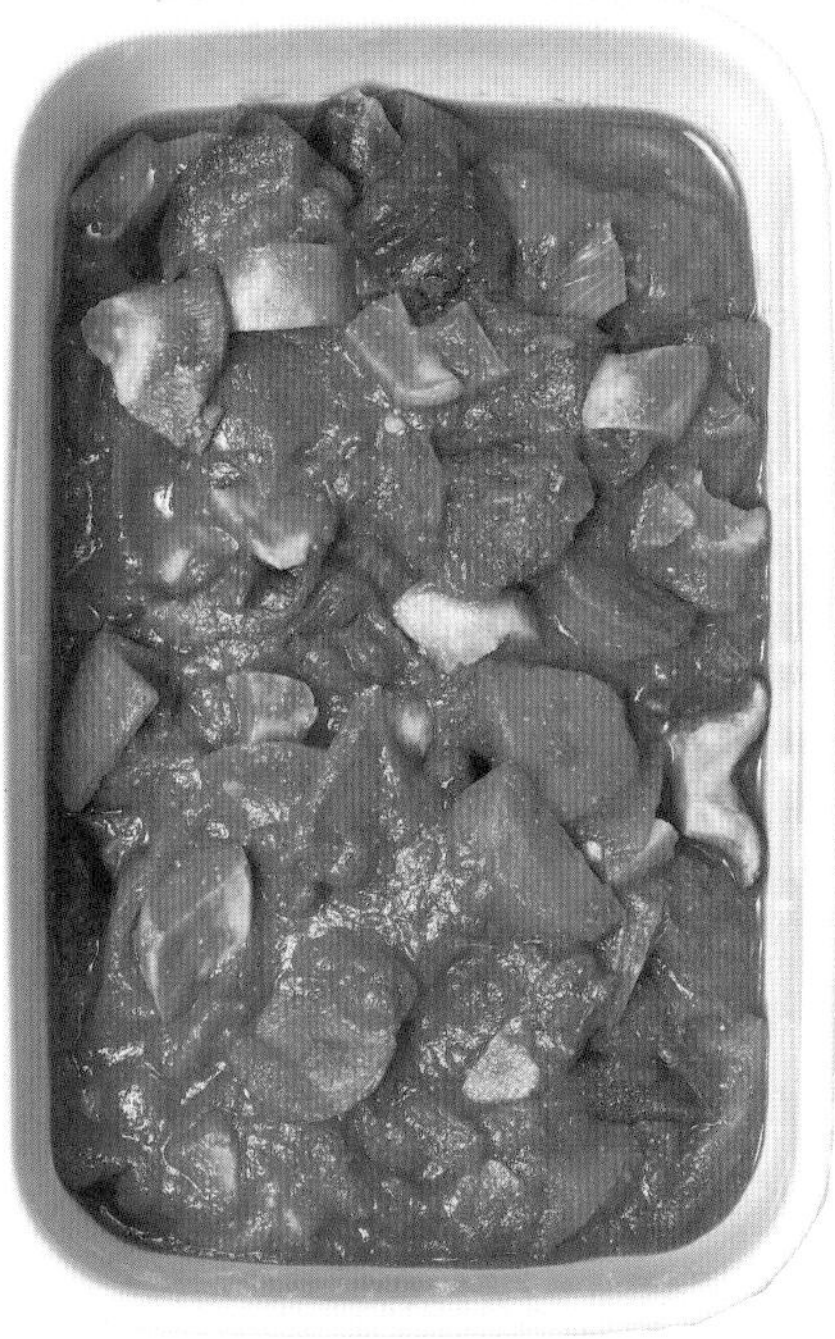

材料（作りやすい分量）

なす … 2本（160g、またはズッキーニ1本）
玉ねぎ … 1個（200g）
にんじん …1/2本（100g）
ピーマン … 1個（40g）
エリンギ … 1パック（100g）

煮汁

カットトマト缶 … 1缶（400g）
にんにくのせん切り … 1片分
麺つゆ（5倍濃縮）… 大さじ1
味噌 … 小さじ2
酒 … 50mℓ
塩 … ふたつまみ

作り方

1. なす（またはズッキーニ）、玉ねぎ、にんじん、ピーマン、エリンギは大きめの一口大に切る。
2. 鍋にすべての材料を入れてふたをし、中火にかけて10分煮る。野菜から水分が出てきたらざっと混ぜ、さらに20分煮る。

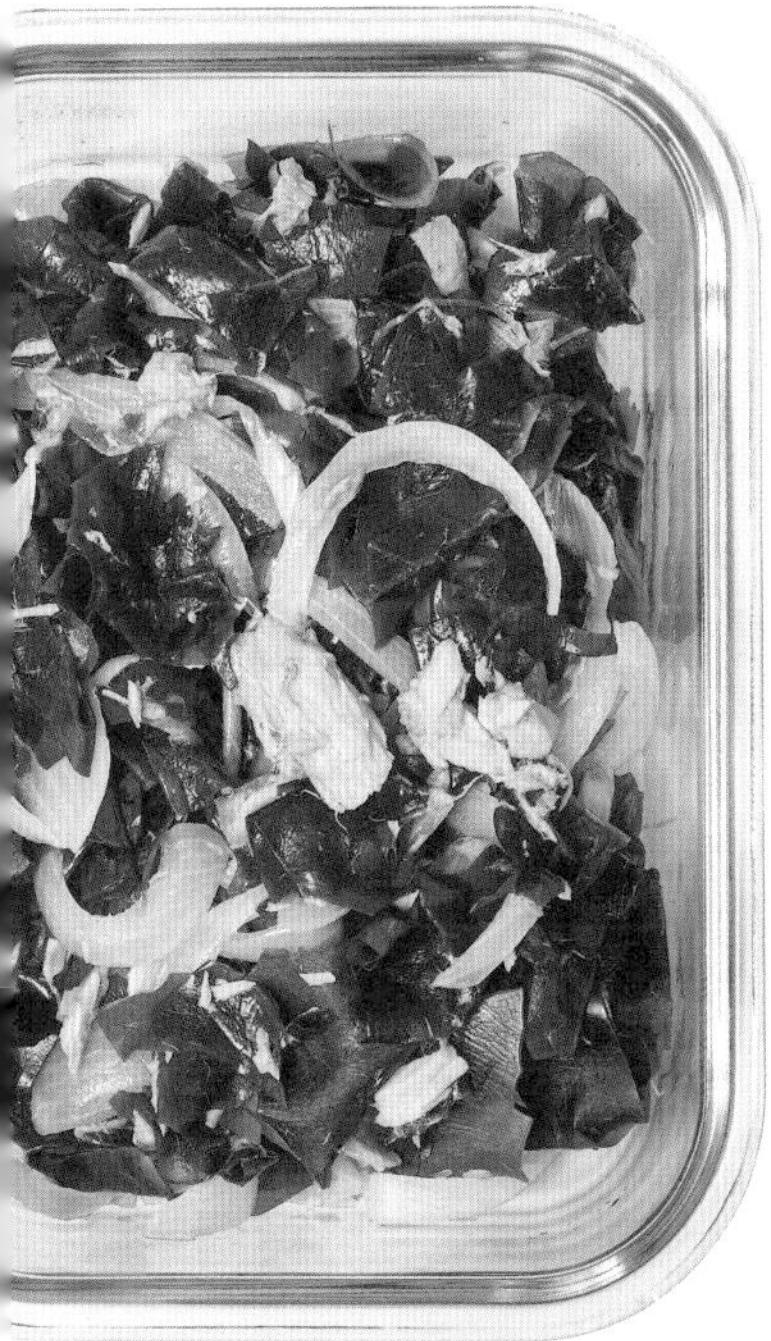

麺つゆのだしで煮て、やわらかくなったわかめが美味

わかめとツナの煮もの（全量143kcal）

材料（作りやすい分量）

カットわかめ … 大さじ2（10g）
玉ねぎ … 1個（200g）
ツナ水煮缶 … 小1缶（70g）

煮汁

麺つゆ（5倍濃縮）…小さじ2
水 … 200mℓ

作り方

1. わかめは袋の表示通りに戻し、水けを絞る。玉ねぎは縦半分に切って食べやすい大きさのくし形切りにする。
2. 鍋に1を入れ、ツナを缶汁ごと加える。煮汁を注いで中火にかけ、汁が半量になるまで3分30秒煮る。

オイスターソースで味つけして風味をプラス

長いもの磯辺焼き（全量178kcal）

材料（作りやすい分量）

長いも … 200g
焼き海苔 … 1/2枚
オリーブオイル … 小さじ 1

合わせ調味料

オイスターソース … 大さじ 1
にんにく（チューブ）… 少々
水 … 100mℓ

作り方

1. 長いもは皮つきのままよく洗い、1cm厚さの半月切りにする。
2. フライパンにオリーブオイルを刷毛で塗り、中火にかけて、長いもを並べる。しっかり焼き色がついたらひっくり返し、ふたをして 3 分蒸し焼きにする。
3. ふたをはずして合わせ調味料を回しかけ、全体にからんだら火を止める。海苔を手でちぎって加え、さっと混ぜる。

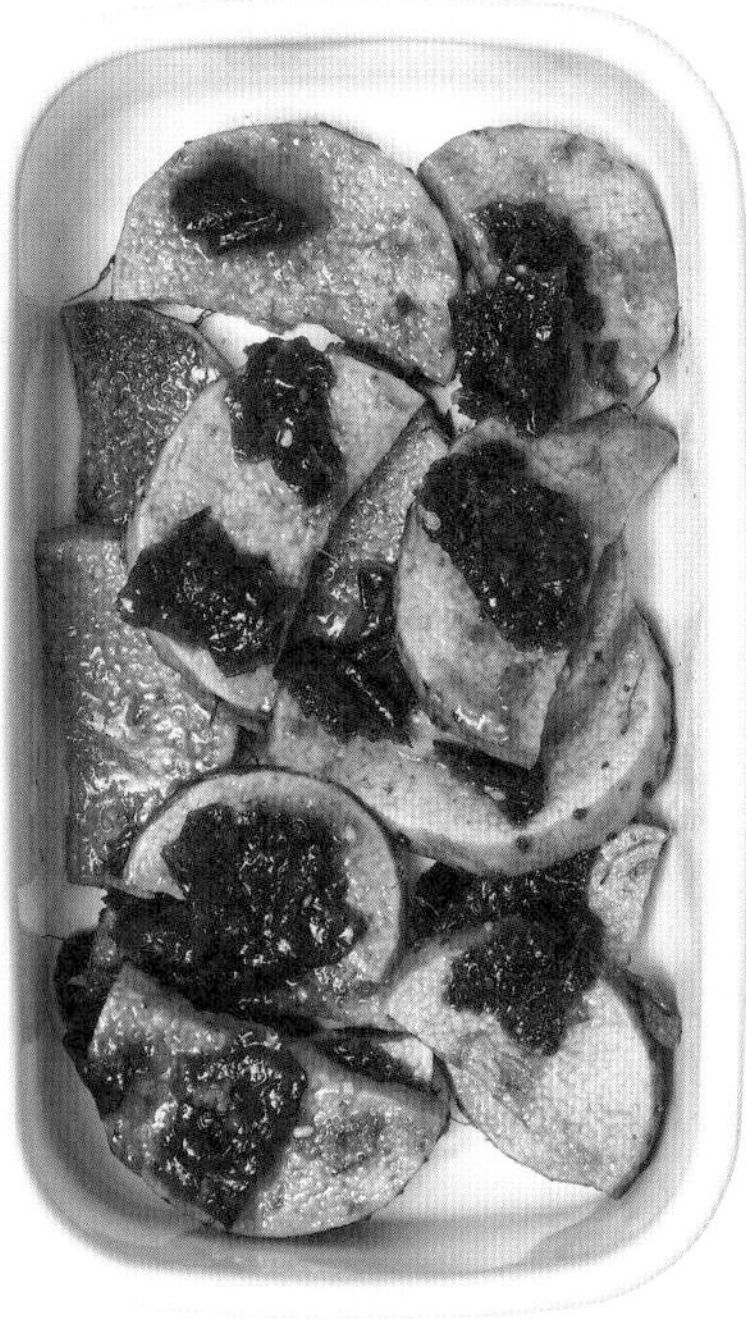

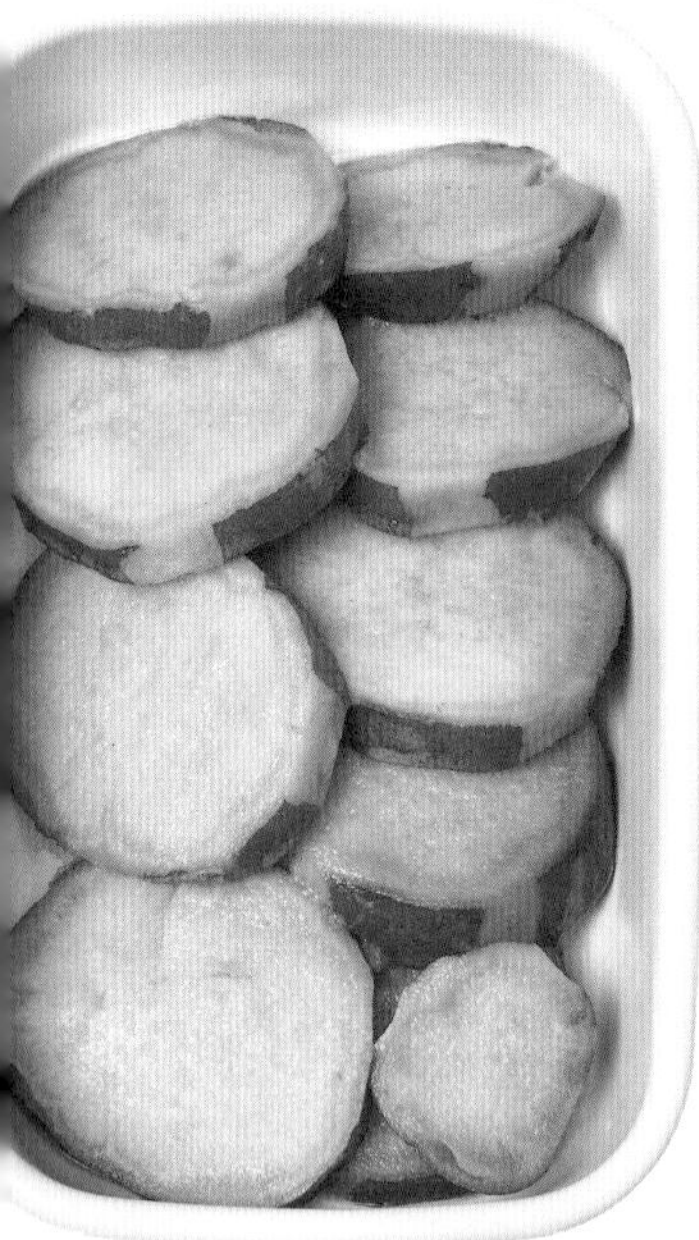

甘じょっぱい味わいの、ザ・家庭料理

さつまいもの甘辛煮（全量351kcal）

材料（作りやすい分量）

さつまいも … 1 本（250g）
麺つゆ（5倍濃縮）… 大さじ 1
オリゴ糖 … 大さじ 1

作り方

1. さつまいもは皮つきのままよく洗い、1cm厚さの輪切りにし、水にさらす。
2. 1 のさつまいもの水けをきって鍋に入れ、麺つゆ、オリゴ糖を加え、かぶるくらいの水を注ぐ。アルミホイルで落としぶたをして中火にかけ、10分煮る。落としぶたをはずし、煮汁が半分以下になるまでさらに 5 ～10分煮る。

少しの練りがらしがよいアクセントになっています

にんじんのからしだれサラダ（全量90kcal）

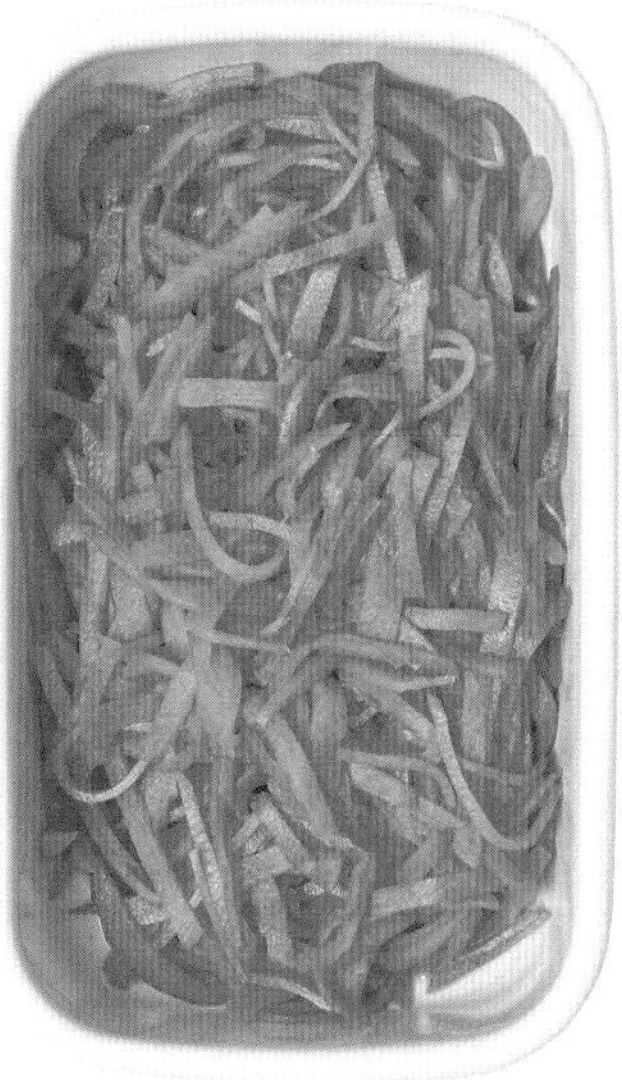

材料（作りやすい分量）

にんじん
　… 1本（200g）
塩 … 少々

合わせ調味料
- 酢 … 小さじ2
- 麺つゆ（5倍濃縮）… 小さじ1
- オリゴ糖 … 小さじ1
- 練りがらし（チューブ）… 3cm

作り方

1. にんじんはスライサー（または包丁）で細切りにし、ボウルに入れて、塩を加えて揉む。
2. にんじんがしんなりしたら水けを手で絞り、合わせ調味料を加えてあえる。

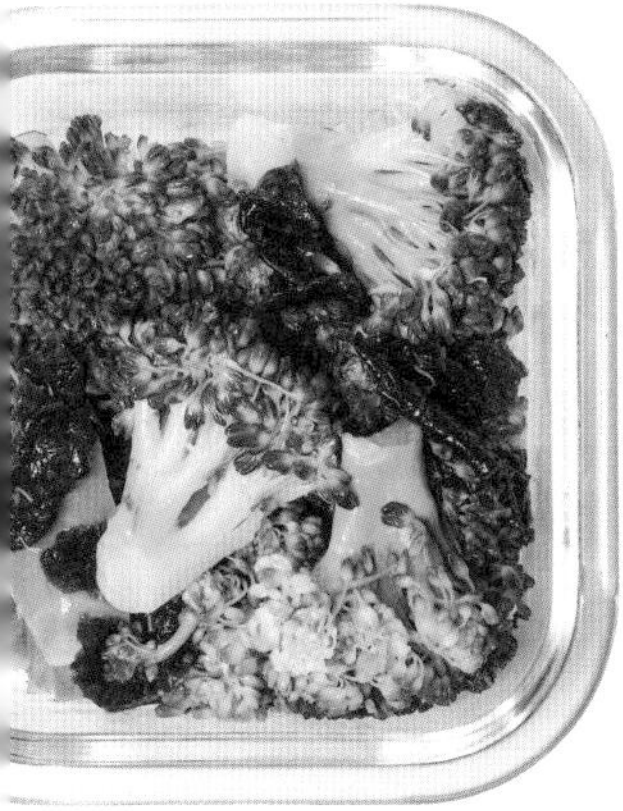

焼き海苔の風味で奥行きを出します

ブロッコリーの和風ナムル（全量77kcal）

材料（作りやすい分量）

ブロッコリー … 小1/2株（100g）
焼き海苔 … 1/2枚

合わせ調味料
- オリーブオイル … 小さじ1
- 麺つゆ（5倍濃縮）… 小さじ1
- 練りわさび（チューブ）… 2cm

作り方

1. ブロッコリーは小房に分け、熱湯で2分ゆでる。ざるにあけて水けをきり、熱いうちに合わせ調味料を加えてあえる。
2. 海苔を細かくちぎり、1に加えてざっと混ぜる。

余った野菜はすべてこの料理に

余り野菜のだし煮（全量299kcal）

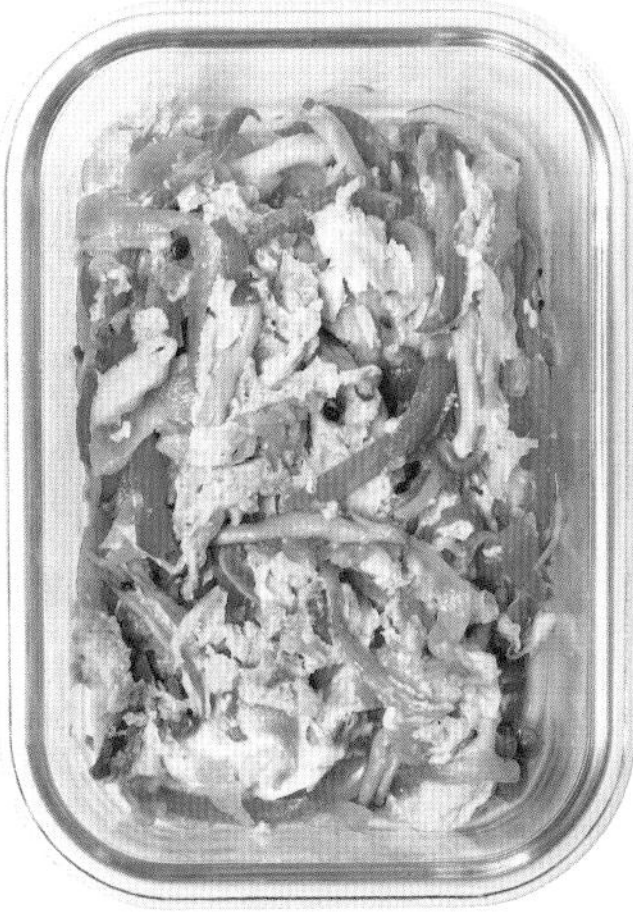

材料（作りやすい分量）

キャベツ … 小1/8個（100g）
にんじん … 1/2本（100g）
玉ねぎ … 1個（200g）
好みのきのこ … 100g
溶き卵 … 2個分

合わせ調味料
- 白だし … 小さじ1
- 塩 … 小さじ1/2
- オリゴ糖 … 小さじ1/2

作り方

1. 野菜は火が通りやすいようにせん切りにし、きのこは大きいものは小さく切ってほぐす。
2. フライパンに1を入れ、合わせ調味料を回しかけて中火にかける。しんなりして水けが出てきたら、卵を回しかけ、ふたをして2分蒸し焼きにする。

「あすけん」１００点までの道のり

「あすけん」を使っている方から、よく質問されることのひとつが「どうしたら１００点が取れるのですか?」ということ。

もちろん、私も最初から１００点が取れていたわけではありません。最初は30点とかはザラで、よく未来《みき》さん（「あすけん」のＡＩ栄養士キャラクター）からも怒られていました。

「あすけん」で１００点を取るためには運動はマストなのですが、いくら運動して、ＰＦＣバランス（Ｐ20）を意識した料理を作っても、あと一歩のところで１００点になりませんでした。

たんぱく質が足りないって表示されてお肉を増やしてみると、今度は脂質が多すぎると減点される。糖質が足りないって表示されてご飯を増やすと、カロリーがオーバーして減点される。

あっちを立てたら、こっちが立たないという状態になって、なかなか１００点獲得になりませんでした。

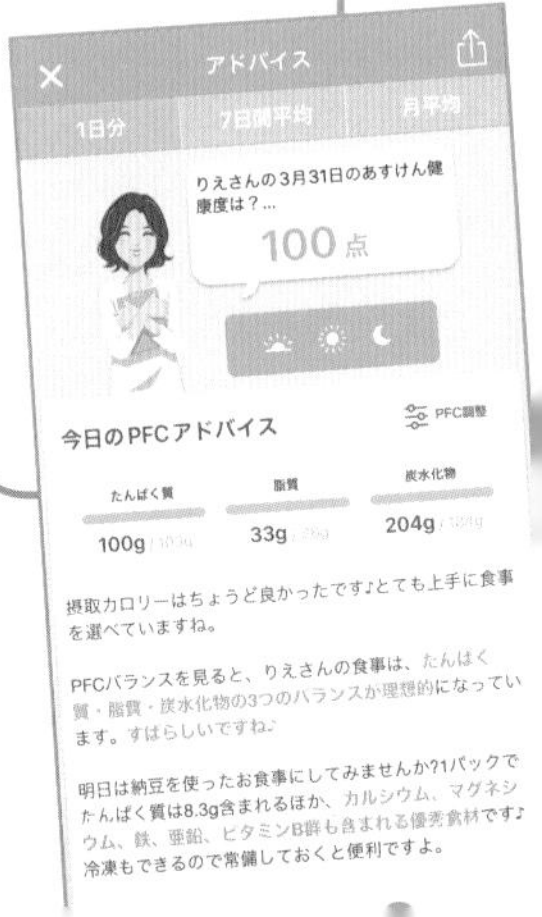
アドバイス
1日分
7日間平均
月平均
りえさんの3月31日のあすけん健康度は？...
100点
今日のPFCアドバイス
PFC調整
たんぱく質
100g
脂質
33g
炭水化物
204g
摂取カロリーはちょうど良かったです♪とても上手に食事を選べていますね。
PFCバランスを見ると、りえさんの食事は、たんぱく質・脂質・炭水化物の3つのバランスが理想的になっています。すばらしいですね♪
明日は納豆を使ったお食事にしてみませんか?1パックでたんぱく質は8.3g含まれるほか、カルシウム、マグネシウム、鉄、亜鉛、ビタミンB群も含まれる優秀食材です♪冷凍もできるので常備しておくと便利ですよ。

食材を入力して知った、１００点の組み合わせ

そこで試しに、思いつく食材を全部入力してみることにしたんです。

例えば、「キャベツ50g、にんじん50g、お肉……じゃあ豚ロース肉１００ｇ。油が足りないから、オリーブオイル小さじ１」という感じで。

食べたものの記録を入力するのではなく、先に野菜、お肉、お米、油などをいろいろなパターンで入力してみて気がついたのが、たんぱく質がたくさんとれるのに、脂質がオーバーしないお肉があるんだってこと。例えば、鶏むね肉とか豚ヒレ肉などがそれにあたります。

同時に私が好んで食べていた豚バラ肉は、「入力した瞬間にもう脂質がオーバーしちゃうんだ」っていうことがわかりました。「１００点を取るためには、豚もも肉やヒレ肉を使おう！」って、入力後の数字で逆算的に学んでいったんですよね。

糖質も、毎食このご飯の量だったら、糖質量も、カロリーもオーバーしないんだ、とか数字で確認しながら覚えていきました。これが結局、この本のレシピでも1食あたり１３０ｇから１５０ｇのご飯の量にしていることにつながってくるんですよね。

そして野菜も、レタスとかほうれん草とかの葉野菜ばっかりだと、一日３５０ｇなんて到底とれないけれど、ごぼうとかいも類とか、れんこんなどを入力すると、「根菜は重さがあるから、すぐ摂取量がクリアできるんだ」「さつまいもは食物繊維がたくさんとれるんだな」とか、数字で覚えていきました。

●最初はレパートリーが少なかった

そして100点が取れる食材をどのように料理するか、という視点で献立を組み立てました。正直、最初は全部の食材をレンジでチンして、ノンオイルドレッシングで食べるとか、全部を鍋に入れて煮るとか、メニューのバリエーションは極端に少なかったんです。

それでも今はこうしてレシピ本を出せるようになったので、続けていると進化していくのだと感じます。みなさんもどうぞあせらないで取り組んでください。

私も、もう少しラクにおいしく食べたいなあと徐々に工夫するようになって、料理にたっぷり使えるようにキャベツや玉ねぎやにんじんはあらかじめ切って保存しておこうとか、常備菜を冷蔵庫に数品入れておこうとか、自分の苦痛に感じる問題を解決していきました。

次のページに、「あすけん」100点のためのおすすめ食材と、「あすけん」に入力しやすくするための調味料の重量換算早見表をご紹介しますので、料理を作る際の参考にしてみてください。また、自分がよく食べる食材を入力して、その特徴をつかんでおくと、メニューを考えやすくなるかもしれません。

「あすけん」100点向き食材

たんぱく質・脂質をバランスよく とるためにおすすめの食材

- 肉＝鶏むね肉、鶏ささ身、豚ヒレ肉、豚もも肉、牛もも肉
- 脂身の少ない魚介全般＝たら、鮭、ほたて、えび、いか、たこ、かつお、まぐろの赤身
- 豆腐、市販のサラダチキン、ツナ水煮缶、かに風味かまぼこ、はんぺん、ちくわ

食物繊維をとるためにおすすめの食材

- キャベツ、にんじん、玉ねぎ、ごぼう、さつまいも、きのこ類、ブロッコリー、れんこん、ピーマン
- 海藻類、オートミール

糖質をとるためにおすすめの主食と量

- 白いご飯＝130〜150g（男性は200〜250g）
- 食パン＝6枚切り1枚、8枚切り2枚
- オートミール＝（乾燥の状態で）30g

「あすけん」入力のための調味料の重量換算早見表（単位g）

食材	小さじ1	大さじ1	食材	小さじ1	大さじ1
塩（※塩少々は1g）	6	18	マヨネーズ（カロリー80%カットのもの）	4	12
しょうゆ	6	18	カレー粉	2	6
味噌	6	18	ハーブソルト	6	18
オリゴ糖	7	21	ごま油	4	12
酒	5	15	オリーブオイル	4	12
みりん	6	18	和風だしの素	4	12
酢	5	15	鶏ガラスープの素	3	9
麺つゆ	5	15	コンソメスープの素	2	6
白だし	5	15	片栗粉	3	9
ポン酢しょうゆ	6	18	小麦粉	3	9
オイスターソース	6	18	白いりごま・白すりごま	3	9
トマトケチャップ	6	18			

ダイエット時の家族への食事対応

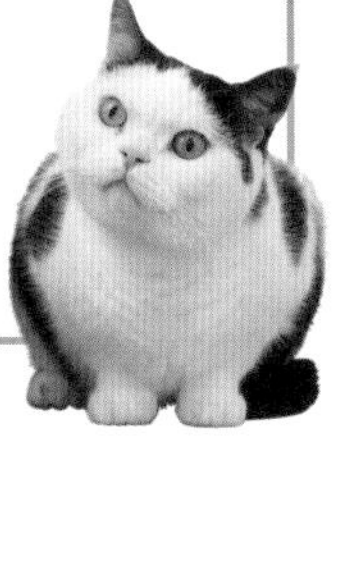

　ダイエットをしていると悩むことのひとつが、家族の食事です。

　夫や家族がダイエットをしたいなら、やせるごはんを一緒に食べればいいんでしょうけど、特に男性は味の濃いガッツリ飯じゃないといやだっていう人も多いですよね。

　幸いにも、うちの夫は何を出しても文句を言わずに食べてくれますが、時々こってりした豚キムチみたいな料理を出すと、すごくテンションが上がっているんです（苦笑）。

　やっぱり、ダイエットをする気がない人に、やせるごはんを食べさせ続けるのは気が引けます。時々なら健康にもよいのでしょうけれど、毎日それだと、下手したら生きる楽しみを奪ってしまう可能性だってあるわけで……。

　かといって、一汁三菜的なもので2パターン作らなきゃと思うと、それだけで手間が2倍になってしまいます。料理するのが大好きな人ならいいですが、苦手だったり忙しかったりする人だと、作ること自体がもういやになっちゃって、ダイエットそのものをやめてしまうことになりかねません。

そこで私がおすすめしているのは、ひとつの料理を枝分かれさせることです。

例えば、我が家でも実践しているのは、えのきたけなどのきのこ類や根菜を豚肉で巻いた料理です。

肉で巻くところまでは一緒に行ない、自分の分はレンジでチンして、ポン酢をかけて食べます。夫の分はフライパンで焼いて、にんにくや市販の焼き肉のたれで調味してこってり味に。さらに工夫するとしたら、満足度を上げるために夫の分はチーズを入れたりします。

これなら、材料がほぼ一緒で、途中までの作業も一緒にできますから、買い物や料理のストレスがそれほどたまらないはずです。

夫にはやせるごはんの主菜の代わりに、味つけして売られている肉を焼いて出し、あとは同じものを食べる、とかもよくやっています。

ダイエット中は、野菜をきちんと食べて、ＰＦＣバランスがよく、お腹が満足する料理を食べ続けることに意識を向けたいところ。副菜は家族みんなで食べて健康に。主菜だけを変えるなどして、自分がラクに続けられる方法を見つけて、ダイエットをあきらめないようにしましょう！

☑ 料理ストレスの原因はどこにあるのか、自分で分析する

ゆっくり噛んだら自然にやせた！

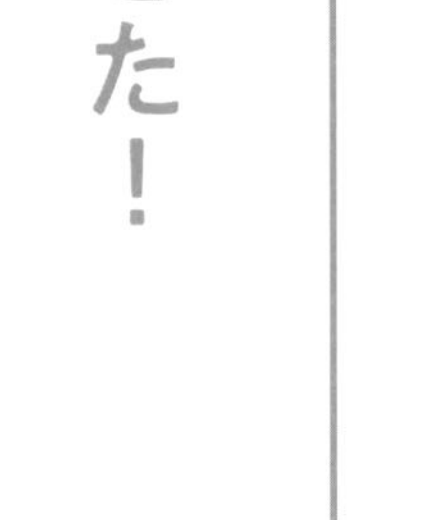

2023年2月、私が顎変形症《がくへんけいしょう》の手術をした時のお話です。

術後しばらくは顔の下半分が固定され、お粥《かゆ》などやわらかいものしか食べられない時期がありました。食べるというより、ミキサーでやわらかくしたものを流し込むというか……。とにかくゆっくりと飲み込むことしかできなかった時期が1ヵ月間。その後2ヵ月間くらいは、以前の半分くらいのスピードで、もぐもぐもぐもぐもぐ食べていました。

そうしたら、なんと体重が落ちたんです!! 満足に運動もできない状況にもかかわらず、です。

いろいろ調べてみると、食事をよく噛んでゆっくり食べたことが一因のようでした。

あまり知られていませんが、食事をするだけでカロリーは消費されます。しかも一日のカロリー消費量の10％もの割合を占めるのです！ この代謝の増加を食事誘発性熱産生といいますが、よく噛むと交感神経が刺激されて食事誘発性熱産生効果が高まるのだとか。つまり、ちゃんと食べれば、その分エネルギーも使うということ。噛むって、あなどれない！

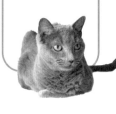

でも私は基本的に早食いです。以前は、仕事が忙しいと瞬息でごはんをかきこんだり、動画編集をしながら食べたりすることも多々ありました。ただし、そういう時って「もっと食べたい気持ち」が食後も続くんですよね。まだ食事が終わっていない感じというか、いくら食べてもずっと空腹というか……。ただ、これらの気持ちも、よく噛んで食べることで、自然におさまってくれることが今回わかりました。

本来は、1食に20分かけて咀嚼するのが理想らしいですが、私にはどう頑張っても無理。誰かとおしゃべりしながら食べる時は別ですが、一人の食事は、噛むことに集中したとしても、1食あたりせいぜい10分（タイマーで測ってみました）。それでも今では、できる限り一口30回噛むように心がけています。

一口食べたら、その都度箸を置いてしっかり噛み、飲み込む。「ながら食い」はやめる。それだけでも食後の「まだ食べたい」という感覚は変わってきます。

2章のレシピで大きめにカットした野菜を多用しているのは、「みなさんの噛む回数を少しでも増やしたい」という、私の密《ひそ》かな目論《もくろ》みです（笑）。

普段何気なく食べているかもしれませんが、よく噛むこともダイエットだと思って、食事をとりましょう。私も一緒に精進します。

☑ 咀嚼はゆっくりと。時々自分の食事時間を測ってみるのもおすすめ

ひとつのダイエットをやりきる大切さ

「食事を見直してやせた」と言うと、「すごいね、私だったらとても続けられない」とか「さぞ辛かったでしょう？」って言われることがよくあります。食べることが大好きな人は、「食事制限だけはせずに、なんとかしてやせたい」と思うようで、「運動だけでやせることはできませんか？」などと聞かれることもあります。

でも、『やればやせる！』でも書きましたが、体脂肪を１kg減らすために必要な消費カロリーを運動に置き換えると、１１７㎞走らなくてはいけない。つまり運動習慣のない人が運動のみでやせるのは、はじめるところからかなり大変ということです。

逆に食事は毎日とるもの。食べる習慣は当たり前に誰しもが身につけています。

私はコロナ禍のステイホームでダイエットをはじめたので、食事と運動の両方を改善する時間がありましたが、忙しくて両方はできないということであれば、断然食事の改善を先に勧めます。そのうえで、なるべく日常で動くようにして、活動量を底上げすることをアドバイスします。

私は「あすけん」を利用してやせましたが、一日3食とるのが生活上無理という方や、点数が出るのがストレスになってしまう、という方もいらっしゃると思います。

今や血糖値ダイエットとか、「まごわやさしい」とか、数えきれないほどの食事改善ダイエットが存在します。アプローチはそれぞれ違えど、結局やることは決まっているんだなっていうことに気づきました。健康的なダイエットであれば、最終的に全部同じ結論に行き着くと私は思っています。

大切なことは、「ひとつのダイエットをしている間は、ほかのダイエットをしない」ということ。ダイエットに成功したいのであれば、ひとつの方法をある一定期間行ない、そのうえで効果がまったく感じられなければ、やり方を少しずつ変える、というふうにしてください。

いろいろなダイエットを少しずつ取り入れると、結局やることがブレてしまい、効果が出るのが遅くなり、また別のダイエットを始める、という悪循環で、ダイエットが失敗に終わる確率が高くなってしまいます。

この本を手に取って、やってみようと思ってくださったなら、まずは2週間、できれば1ヵ月、これだけをやってみてください。自分でダイエット法を選び、腰を据えて取り組むということは、ダイエットの成功にはとても大切です。

☑ その浮気が、ダイエットの成功を遠回りにする

特別な運動はしなくても

日常の活動量にもっと目を向けよう

毎日運動を取り入れられればいいのですが、
「忙しくてそんな時間が取れない」という方も多いはず。
そんな人は、日常の活動量に目を向けるようにして。
家事をしたり、歩いたりすることは、意外とカロリーを消費しています。
特別な運動をしなくても、「できるだけ動く」気持ちを持つだけで、
1年後の自分が変わっていきます。

1 スマートウォッチを着けて意識する

歩数や心拍数、睡眠時間を測り、そこから消費カロリーを計算。スマートフォンでデータを管理できるスマートウォッチ。身に着けるだけで自分が日々どのくらい動き、消費しているかが目でわかります。今やさまざまなメーカーから発売されていて、かなり身近になりました。

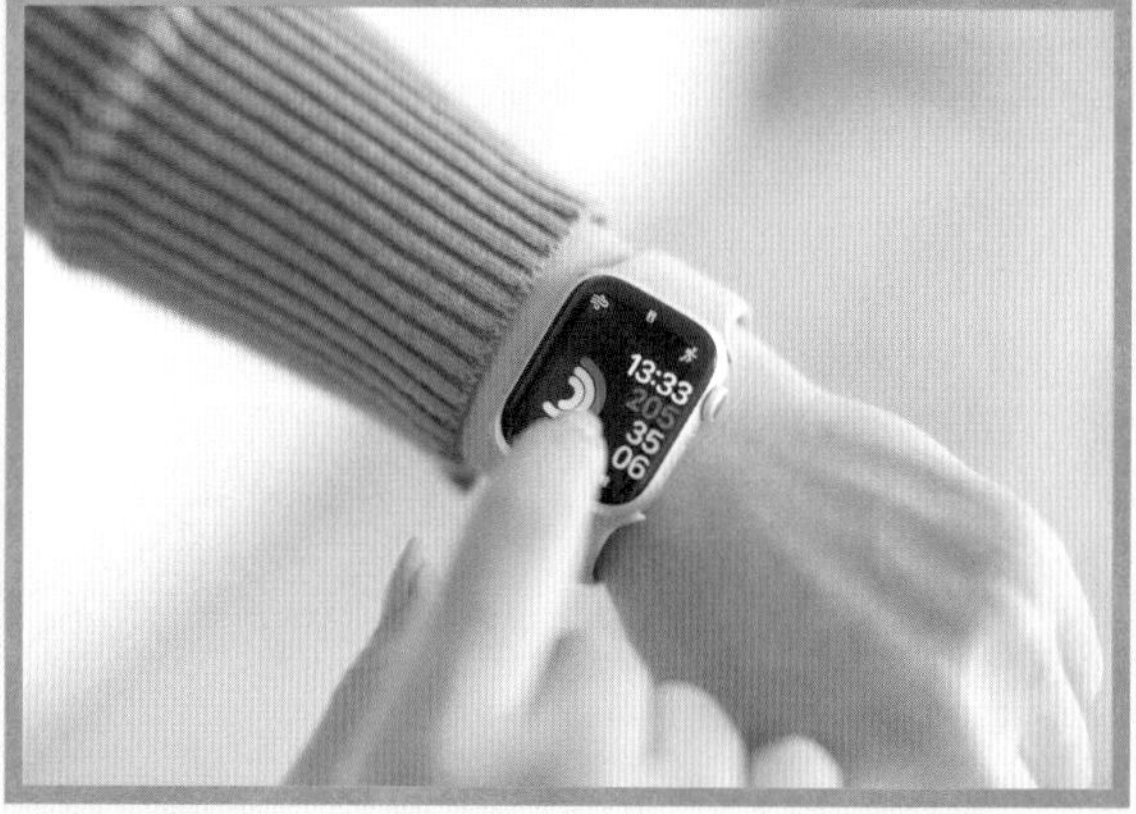

2 スーパーに徒歩で行く

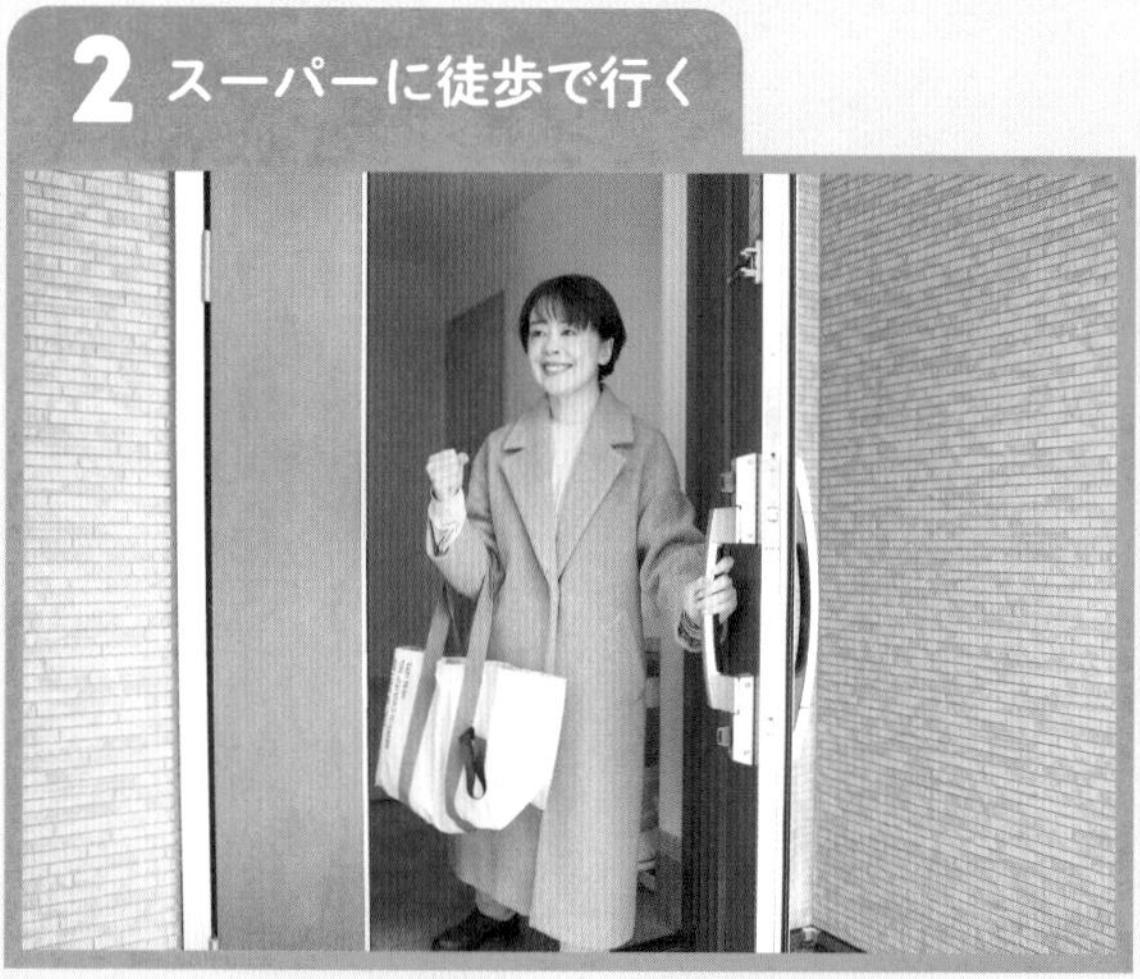

ちょっとした買い物なら徒歩で行く、と決めたら、それだけ活動量が増えます。買い物なら荷物を持つのでその分負荷もアップ。意識せずに運動できます。

3 立っている時間を増やす

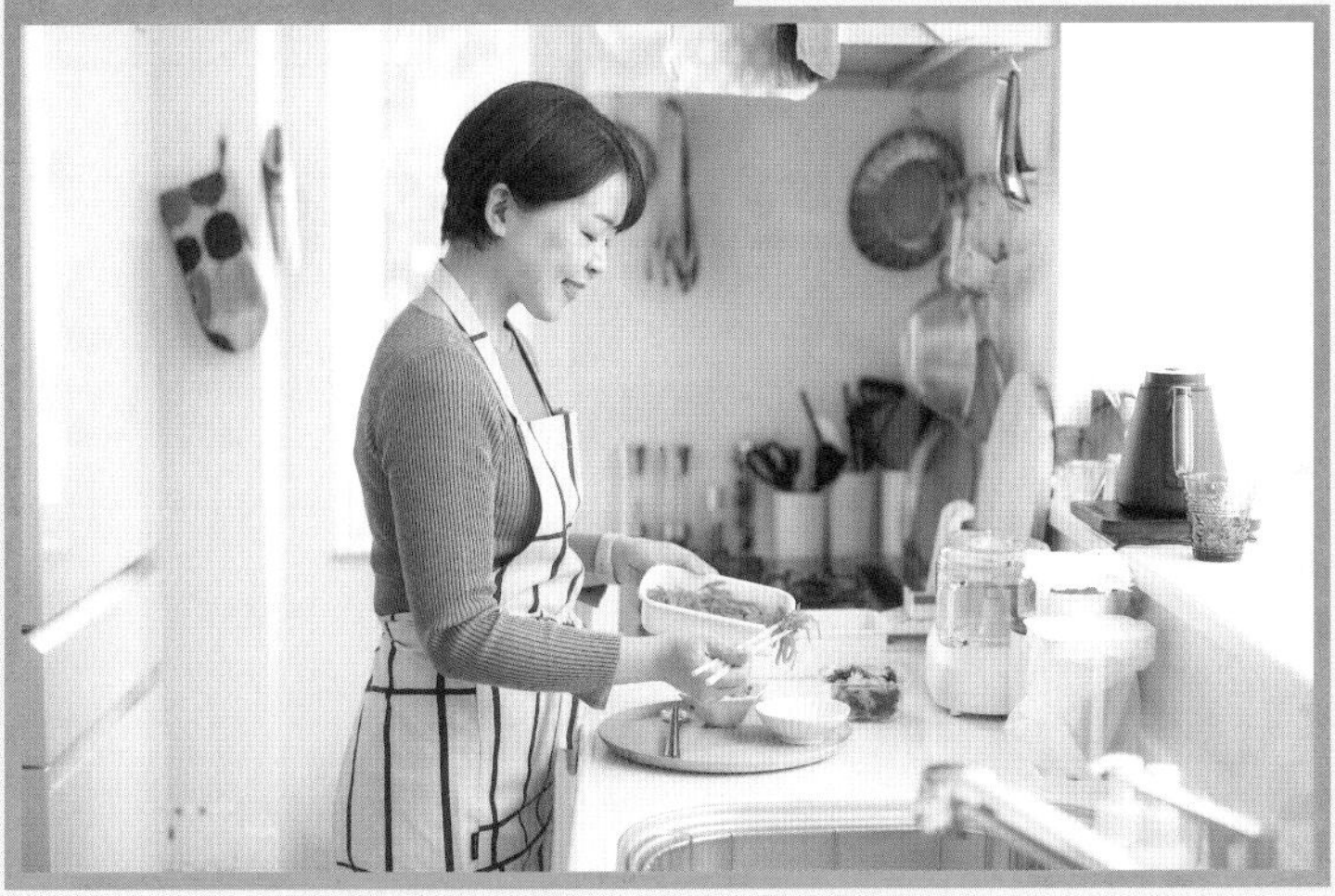

餃子の皮を包んだり、豆をむいたり。今まで座って行なっていた家事を立って行なうと、それだけで活動量がアップ。ある研究によれば、ただ立っているだけでも、座っている時に比べて約２倍のカロリー消費が期待できるとか。

4 階段を使う

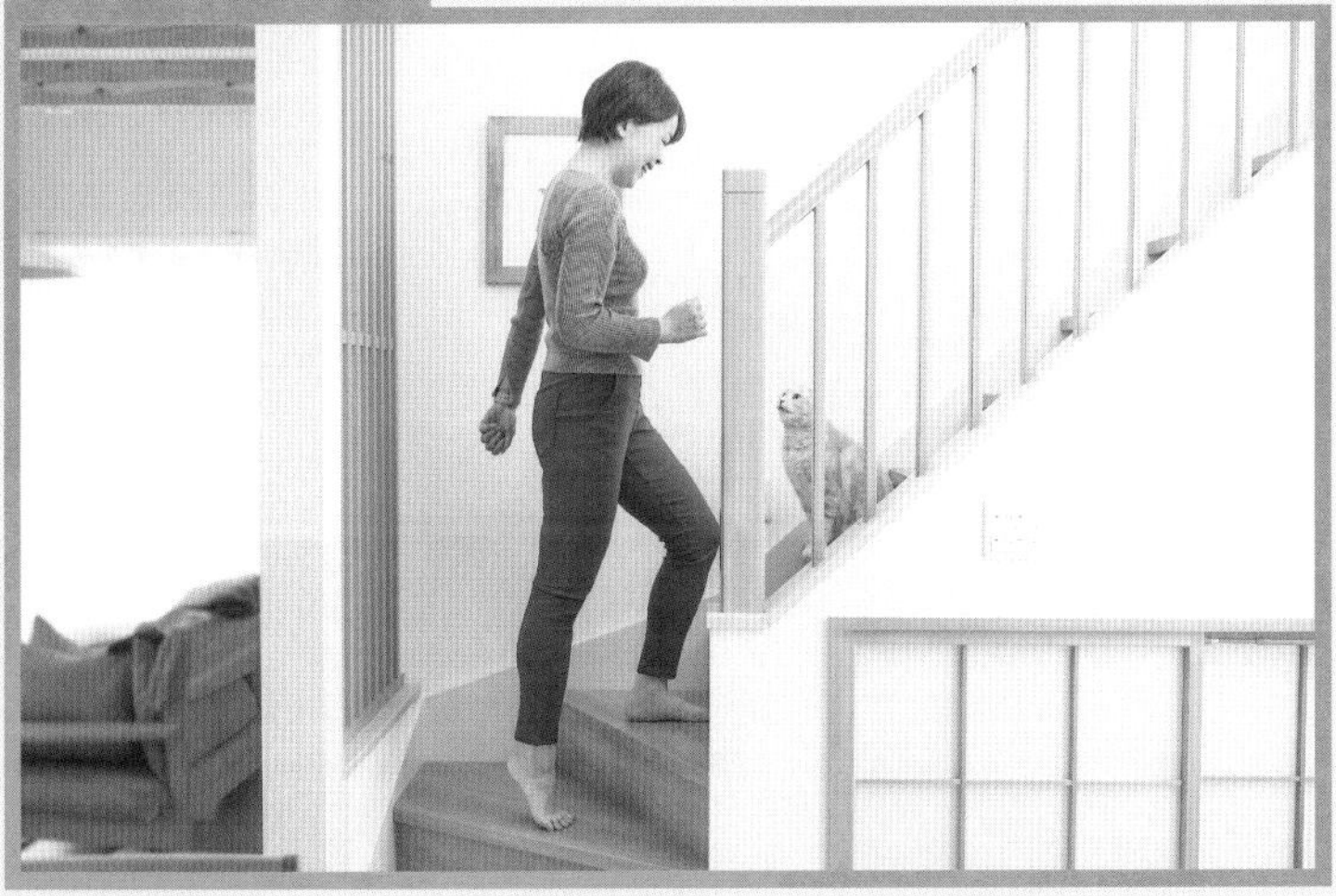

会社やデパートではできるだけ階段を使うと、それだけで消費カロリーがアップ。60kgの人が傾斜のきつい階段を上ると、10分あたり約80kcalを消費できます。

5 トイレに行ったらスクワットを５回する

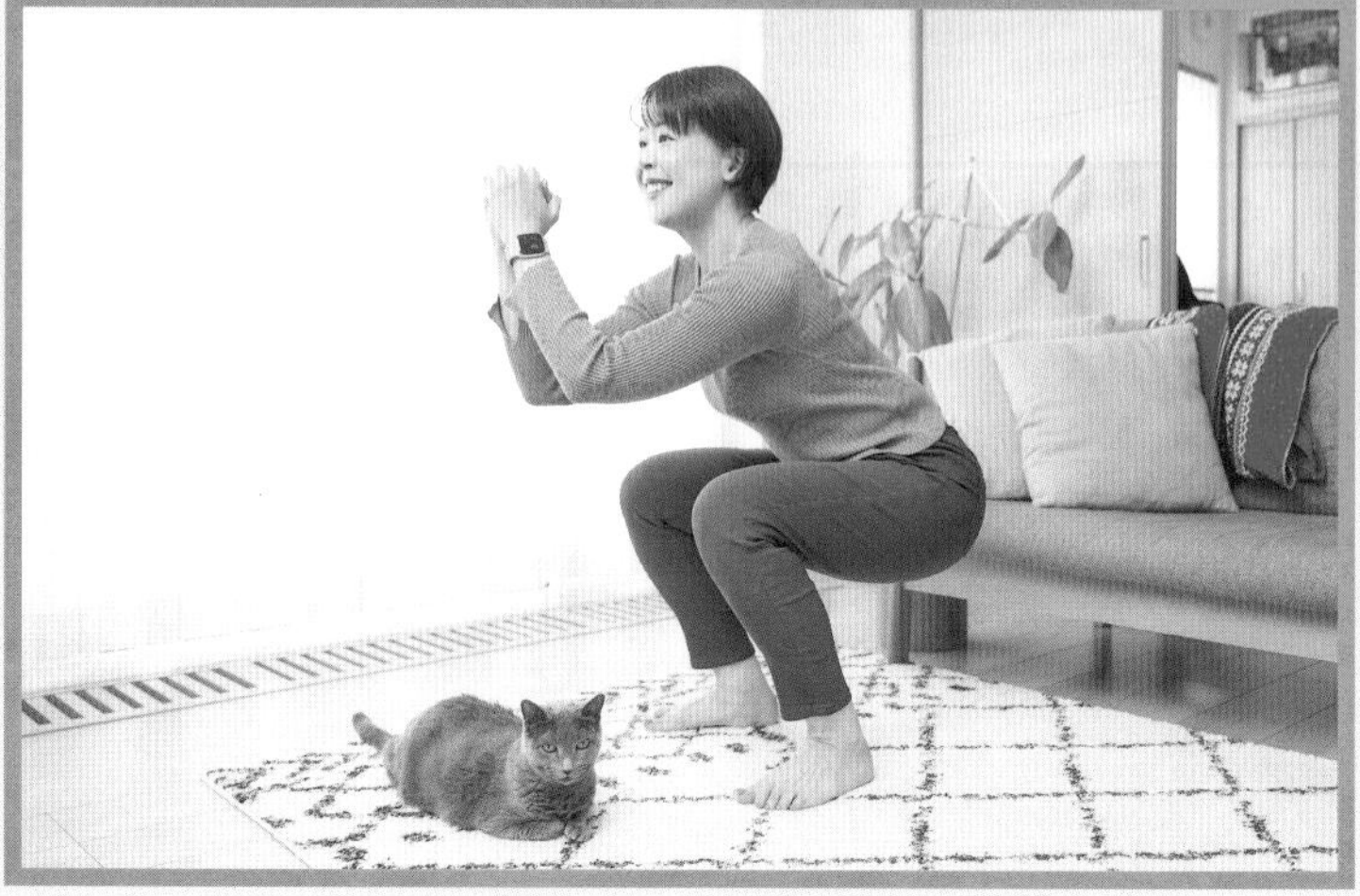

トイレに行くたびにスロースクワットを５回行なうと決めると、1日6回トイレに行ったとして、30回のスクワットをする習慣が手に入ります。60kgの人のスクワット30回の消費カロリーは20kcalほどと多くはないですが、筋肉にアプローチするため、代謝アップの効果が期待されます。

6 雪かきや草むしりをする

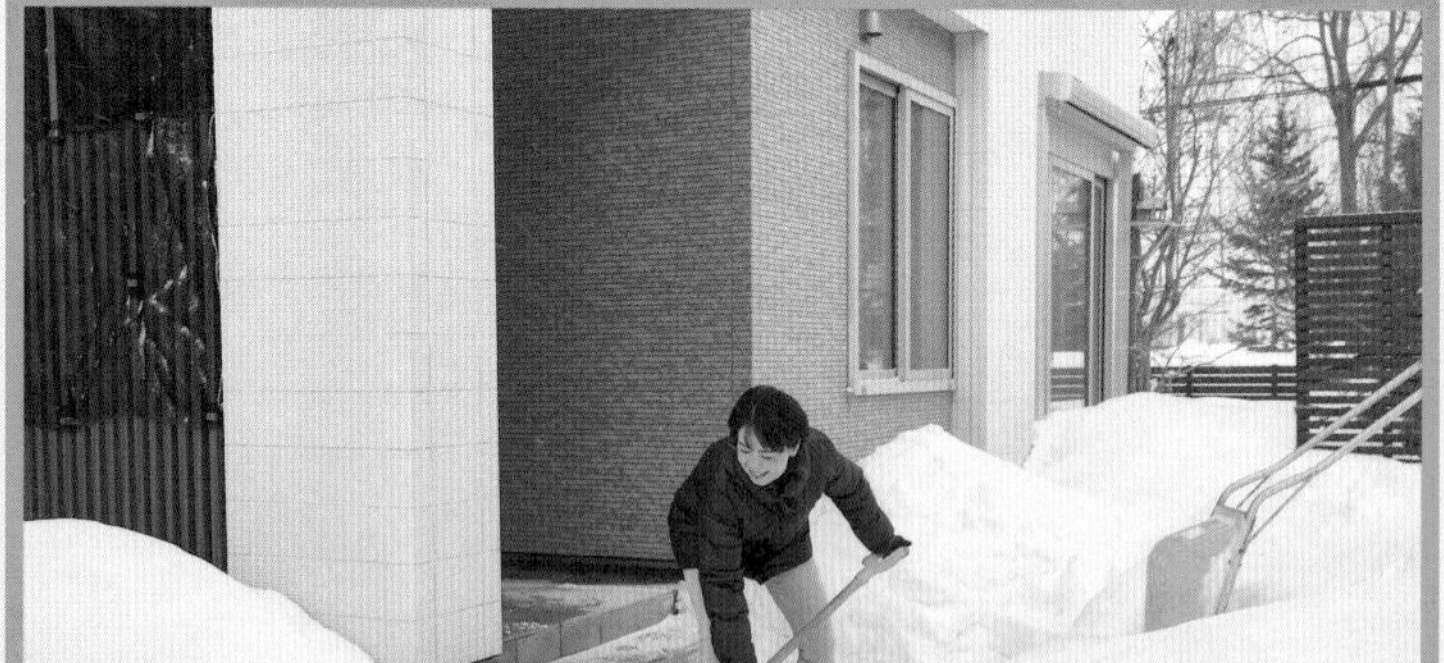

雪かきの消費カロリーをスマートウォッチで測ったら、なんと１時間で350kcalも消費！　水泳と同じだけの運動量でした。しゃがんで行なう草むしりも、運動量が期待できます。

7 朝近所を散歩する

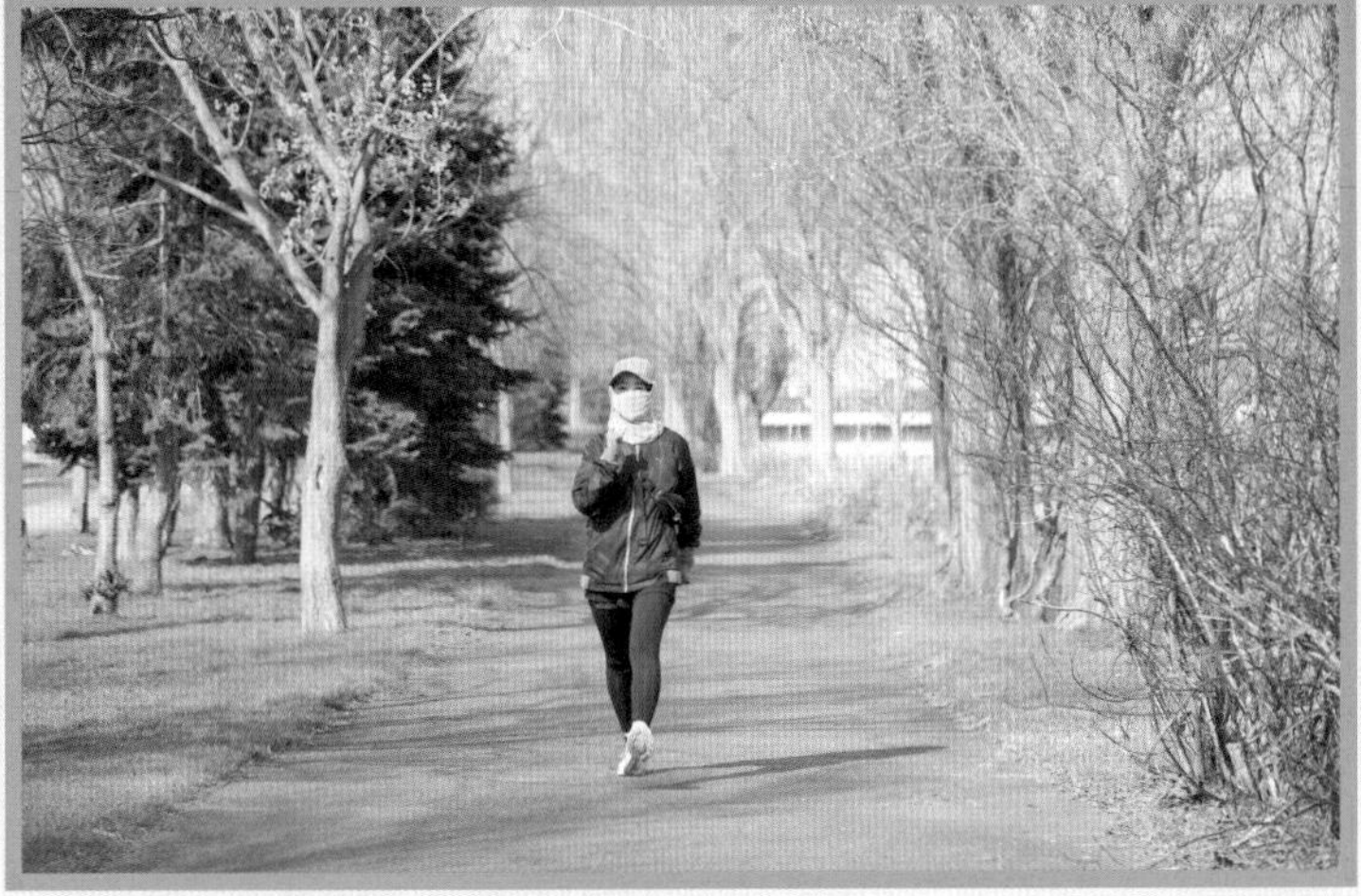

朝の散歩は自律神経を整える効果が高いです。ダイエットはメンタルや食欲を安定させるのがとても大切。そのため自律神経を整えるのは、やせる体にするためにとても重要です。

8 食後に 5 分だけ運動する

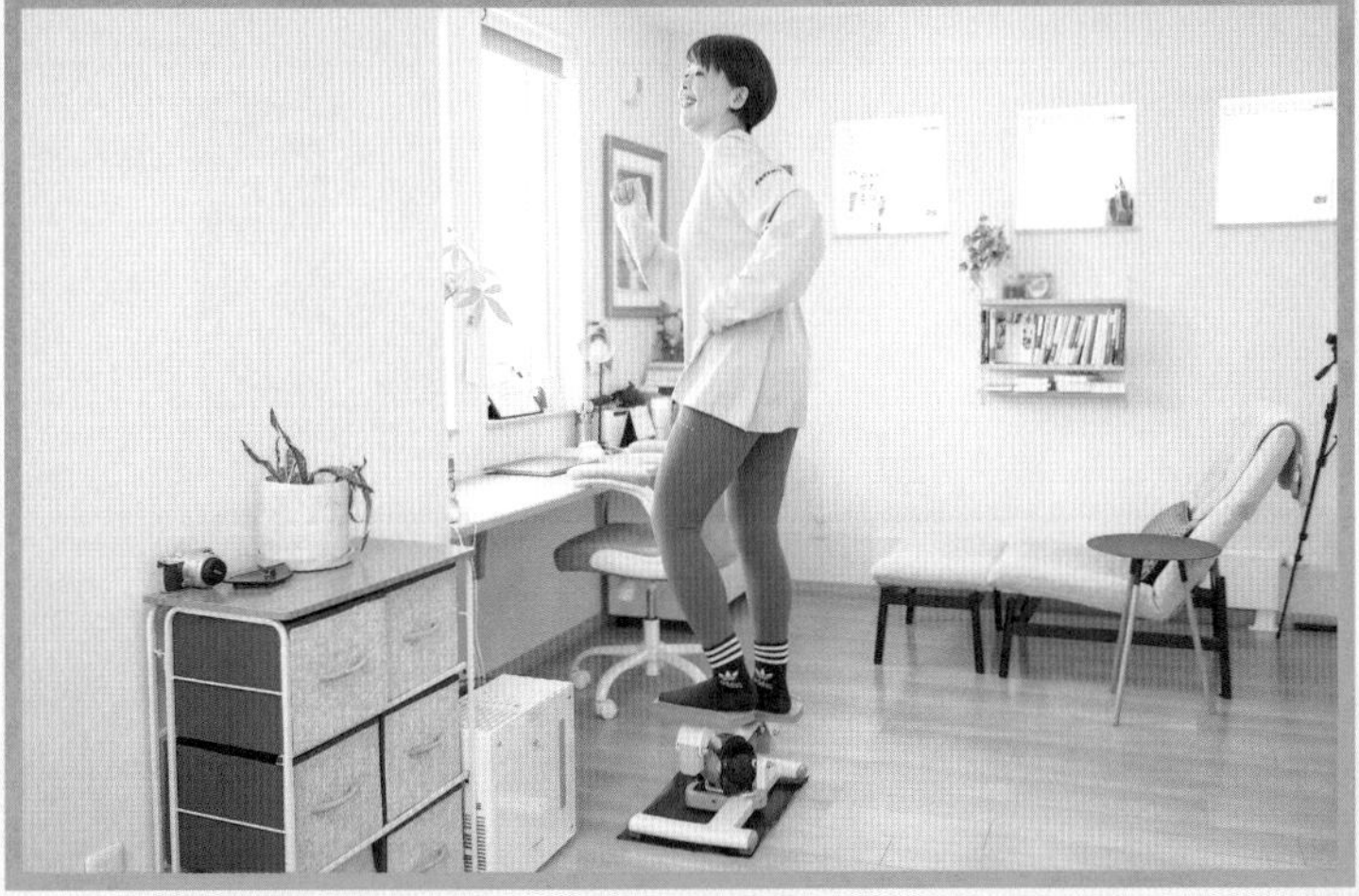

食後の運動は、血糖値が上がる前に糖質を燃焼させる効果があるため、血糖値が上がりにくくなり、その結果太りにくい体が手に入ります。ポイントは血糖値が上がる食後30分までの間に負担の少ない運動を行なうこと。ステッパーやウォーキングがおすすめです。

座ってできる・寝てできる

くびれに効くエクサ

カロリー消費のためというよりも、スタイルアップのために
私が毎日行なっている２つのエクササイズをご紹介します。
いずれも姿勢を整える効果があり、すき間時間を見つけて
続けることで背中やウエストまわりがすっきりしてきます。

背中エクサ　回数：10回

ダイエット中の緊張した背中の筋肉をゆるめ、猫背や反り腰を改善するエクササイズ。
背骨を１個ずつ曲げるイメージで、呼吸をしながらゆっくり背中を丸めていきます。

1

椅子に寄りかからずにまっすぐ座る

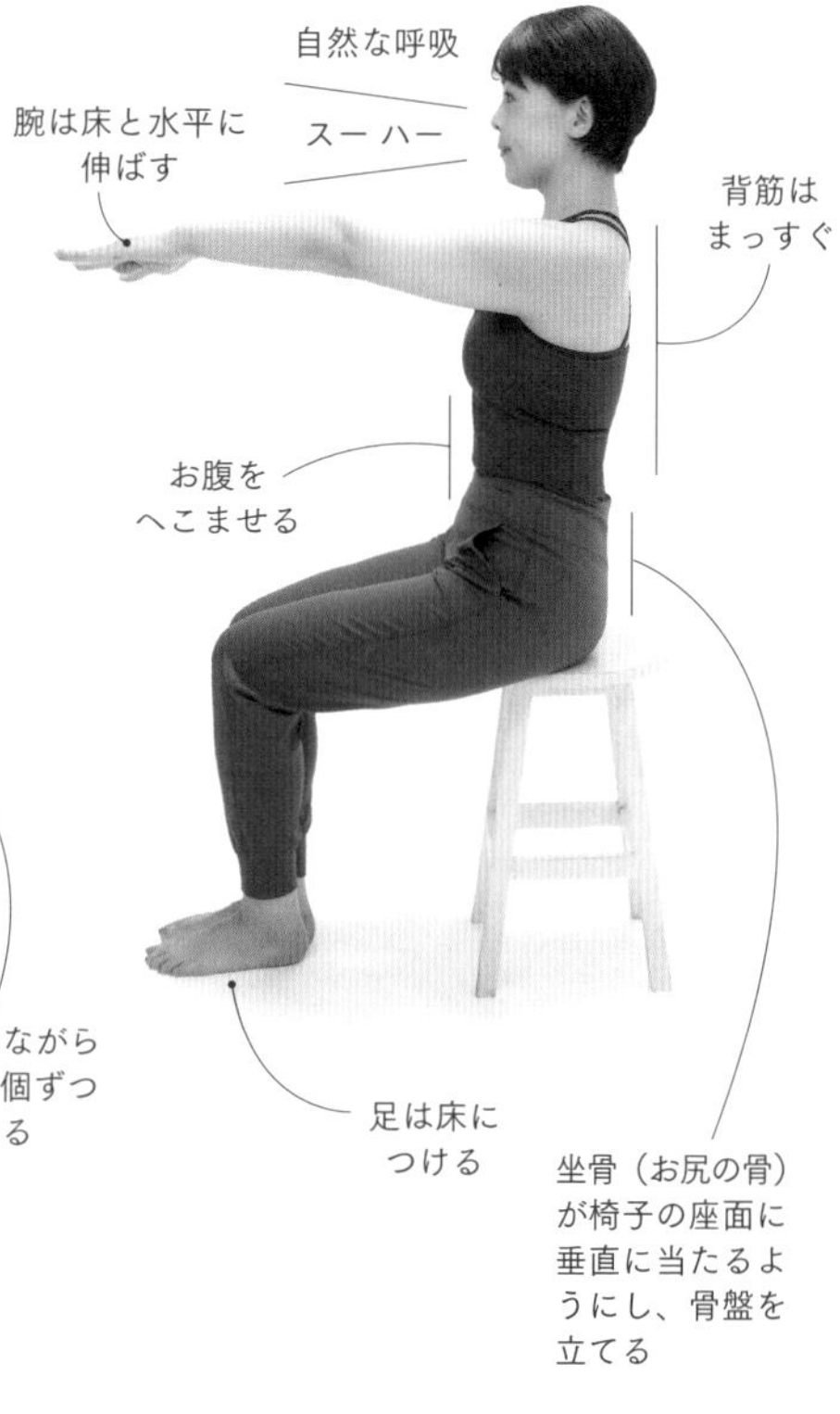

自然な呼吸
スー ハー
腕は床と水平に
伸ばす
背筋は
まっすぐ
お腹を
へこませる
足は床に
つける
坐骨（お尻の骨）
が椅子の座面に
垂直に当たるよ
うにし、骨盤を
立てる

2

息を吐きながら背中を丸め、
息を吸いながらゆっくり１に戻る

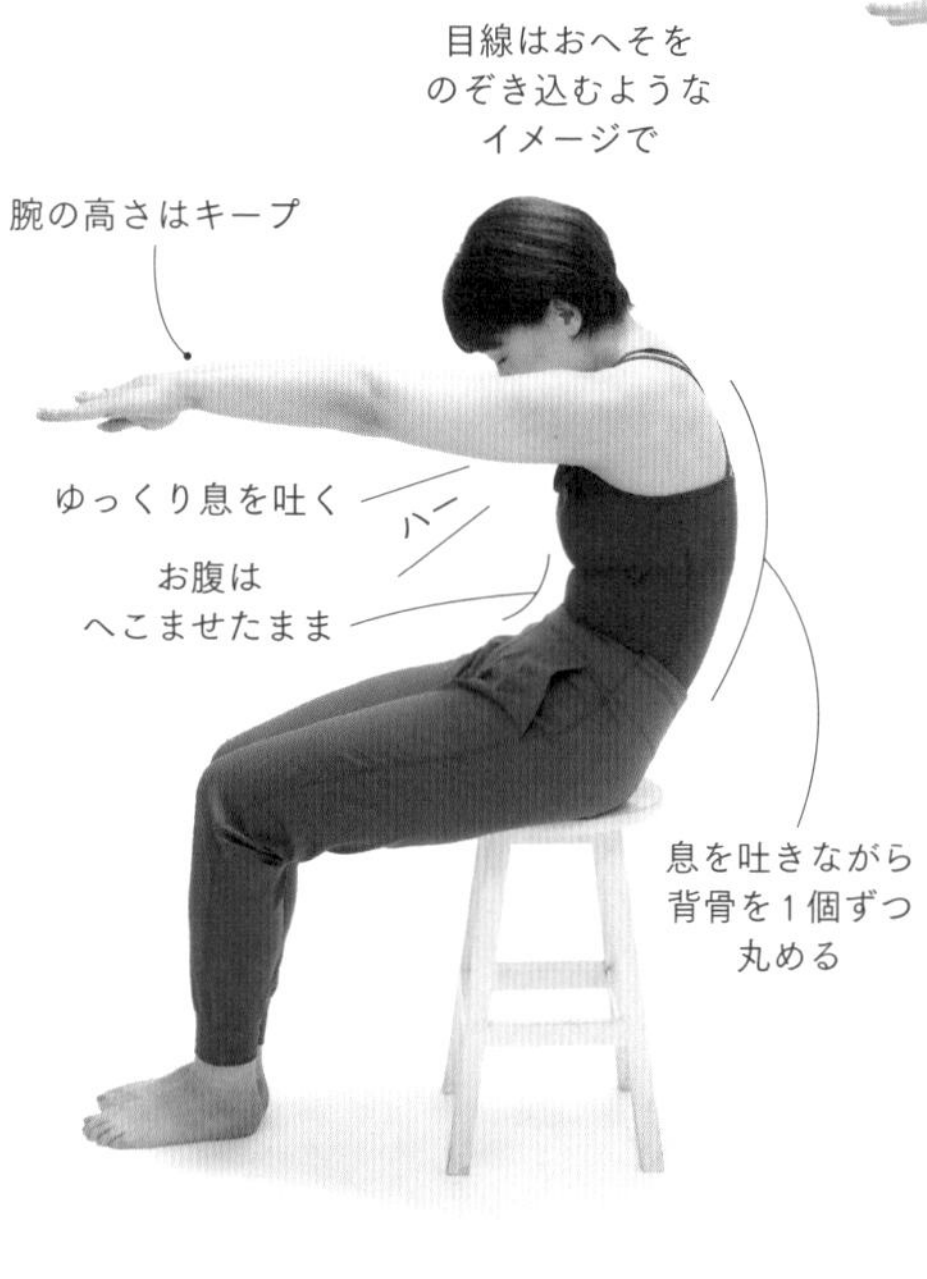

目線はおへそを
のぞき込むような
イメージで
腕の高さはキープ
ゆっくり息を吐く
ハー
お腹は
へこませたまま
息を吐きながら
背骨を１個ずつ
丸める

肋骨エクサ　回数：10回

ダイエットをしても、なかなかくびれができない人は肋骨《ろっこつ》が開きっぱなしになっている可能性が。肋骨を締めるクセをつけることで横隔膜が鍛えられ、ポッコリお腹や反り腰が解消。くびれができやすくなります。

1

仰向けになり、膝を立てる

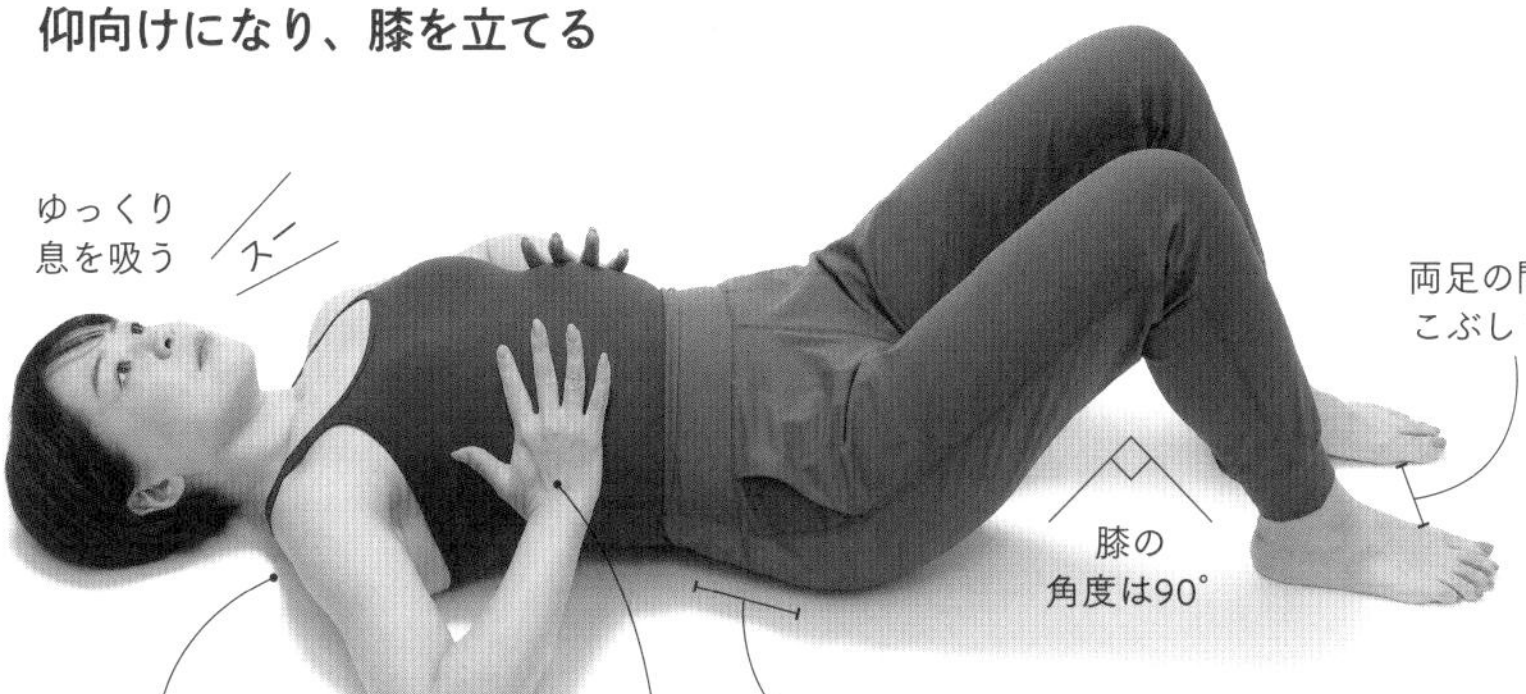
両足の間隔は
こぶし１個分
腰と床の間は
手のひら 1 枚分
両肩をしっかり
床につける
肋骨に両手をあて、
肋骨を左右に広げるイメージ

2

肋骨を両手で両サイドから
中央に寄せ、ゆっくり1に戻る

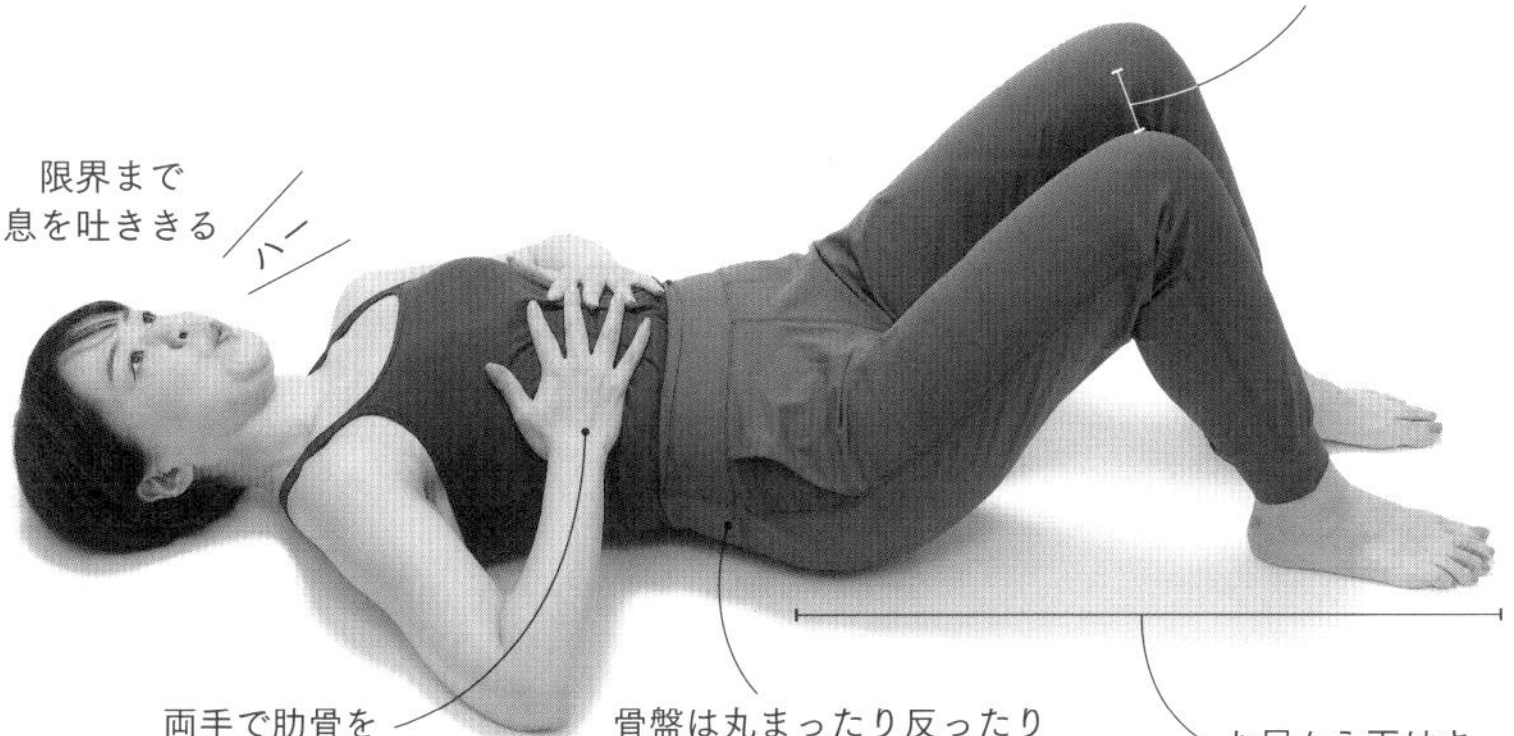
両膝が開かない
ように注意
中央に集めるイメージ
しないように意識
お尻から下はキープ

ねこくら式レシピQ&A

Q1 料理が苦手で、全部作ると思うとプレッシャーを感じます

A 一日の献立が一緒であればOKです

ねこくら式レシピは一日単位でカロリーとPFCバランスを計算して構成しています。ですので、料理が苦手な方なら、例えば、1章の水曜日と木曜日の各一日分の献立を交互に作って６日間食べる、というのでも、もちろん大丈夫です。そうすれば６食分のメニューだけ作ればよいので、料理が苦手な方の負担が減るはずです。

Q2 全部献立の通りに作って食べなくてはいけませんか？

A 昼食と夕食は入れ替えてもかまいません

ねこくら式レシピは、昼食が一番ボリュームが出るように構成しています。その理由は、昼食にたっぷり食べた場合、体内で食べ物がゆっくり消化されて翌日に持ち越さないから。ただし人によっては、昼食は軽くとりたいとか、夕食にボリュームがほしい、などの希望も。その場合は昼食と夕食のメニューを逆にしても大丈夫です。

Q3 どうしても甘いものが欲しくなります。食べても大丈夫なおやつはありますか？

A おすすめはデーツ、かんきつ、焼きいも

どうせ食べるなら栄養のあるおやつを選びましょう。おすすめはドライフルーツのデーツ２粒、みかんなどのかんきつ類１個、焼きいも100gのいずれかです。デーツは食物繊維やカリウムが豊富、かんきつ類はビタミンCが豊富、焼きいもは食物繊維が豊富、とダイエットに効く栄養素がそれぞれ含まれています。

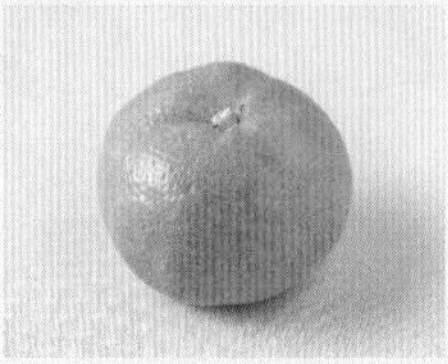

おすすめのおやつは、かんきつ類。みかんなら、中サイズで40kcalほどと低カロリーなうえ、ビタミンも豊富。

Q 4 今まで暴飲暴食をしていたので、どうしても量が少ないと感じてしまいます

A 盛り方を工夫してみましょう

料理は盛りつけ方で、かなり印象が変わります。少ないと感じる方は、ワンプレートにぎゅっと盛りつけていませんか？　洗い物が増えるかもしれませんが、副菜などは１種類ずつ小皿へ盛りましょう。主菜やご飯は小さめの器に盛りつけると量が多く見え、品数が多いと、食事の量も多く感じられます。

それでも量を少なく感じたら、副菜の数を増やすなどして、調整してみてください。

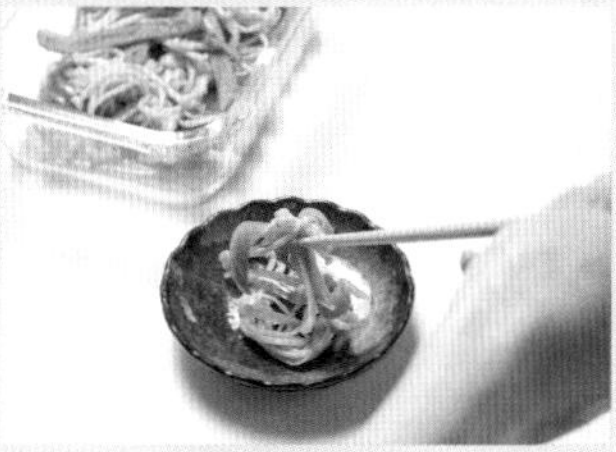

副菜は主菜と一緒に盛らず、小鉢や小皿に盛りつけたほうが、一口ごとに箸を置きやすくなる。

Q 5 ねこくら式レシピは食費がかなりかかりそうです

A 家計にやさしい献立になっています

ねこくら式レシピで使っているのは、できるだけ価格変動が少ない野菜、もしくは価格は高めでも栄養価が高い野菜にしています。また、肉や魚介なども、普通のスーパーで手に入りやすいものばかり。ですので、むしろ家計にはやさしいと自負しています。

実際にこの本に掲載した料理をすべて作った時にかかった費用は25000円以下でした（北海道・札幌市のスーパーで2024年1月に購入。一部調味料などは除く）。もちろん無農薬や無添加のものにこだわったりすれば、値段が高くなりますが、普通のスーパーで買えるもので作るのであれば、それほど家計を圧迫しないはずです。

より詳しい買い物リスト
が見られます

https://kdq.jp/jeU7J-2

2章の1週間ねこくら式レシピ買い物リスト

1週間分の食材を買いやすい量に整理してリストにしました（P90～95の常備菜の材料と米は除く）。常備菜の材料をプラスして、買い物の際にお役立てください。

月曜日～水曜日

［野菜・きのこ］

キャベツ…1/8個
にんじん… 1本
玉ねぎ… 1個
ピーマン… 1個
大根…1/4本
じゃがいも… 1個
ブロッコリー…1/2個
小松菜…大1束（300g）
長ねぎ… 2本
にんにく… 1片
しょうが… 1かけ
エリンギ… 1パック
しめじ… 1パック

［肉類・魚介・豆腐・卵］

鶏むね肉…大1枚（300g）
鶏むねひき肉…300g
生鮭…大2切れ
もめん豆腐… 1丁（300g）
卵（煮卵も含む）… 3個

［加工品・乳製品・冷凍食品］

かに風味かまぼこ… 2本
シーフードミックス…100g
ツナ水煮缶…小2缶
ピザ用チーズ…30g

［乾物・その他］

オートミール…60g
アーモンドミルク…50mℓ
パスタ（乾麺）…80g
食パン（6枚切り）… 1枚

木曜日～土曜日

［野菜・きのこ］

キャベツ…1/4個
ブロッコリー…1/2個
大根…1/4本
サニーレタス…小1個
長ねぎ… 1本
にんにく… 2片
えのきたけ… 1袋

［肉類・魚介・卵］

豚ヒレかたまり肉…400g
生ハム（ロース）… 2～3枚（20g）
むきえび…100g
卵… 3個

［加工品・乳製品・冷凍食品］

はんぺん… 1枚
餃子の皮… 8枚
キムチ…50g
ピザ用チーズ…30g

［その他］

食パン（6枚切り）
… 2枚

2章で使っている調味料・スパイス・保存のきく食材

塩／こしょう／しょうゆ／酒／オリゴ糖／味噌／鶏ガラスープの素／コンソメスープの素／麺つゆ（5倍濃縮）／白だし／ポン酢しょうゆ／オイスターソース／豆板醤／コチュジャン／赤とうがらし／オリーブオイル／ごま油／片栗粉／小麦粉／にんにく（チューブ）／しょうが（チューブ）／練りがらし／マヨネーズ（カロリー80%オフのもの）／白すりごま／焼き海苔／糸とうがらし／ハーブソルト

3章

停滞期の乗り越え方と やせたあとに リバウンドしない食事術

12 MONTHS　6 MONTHS

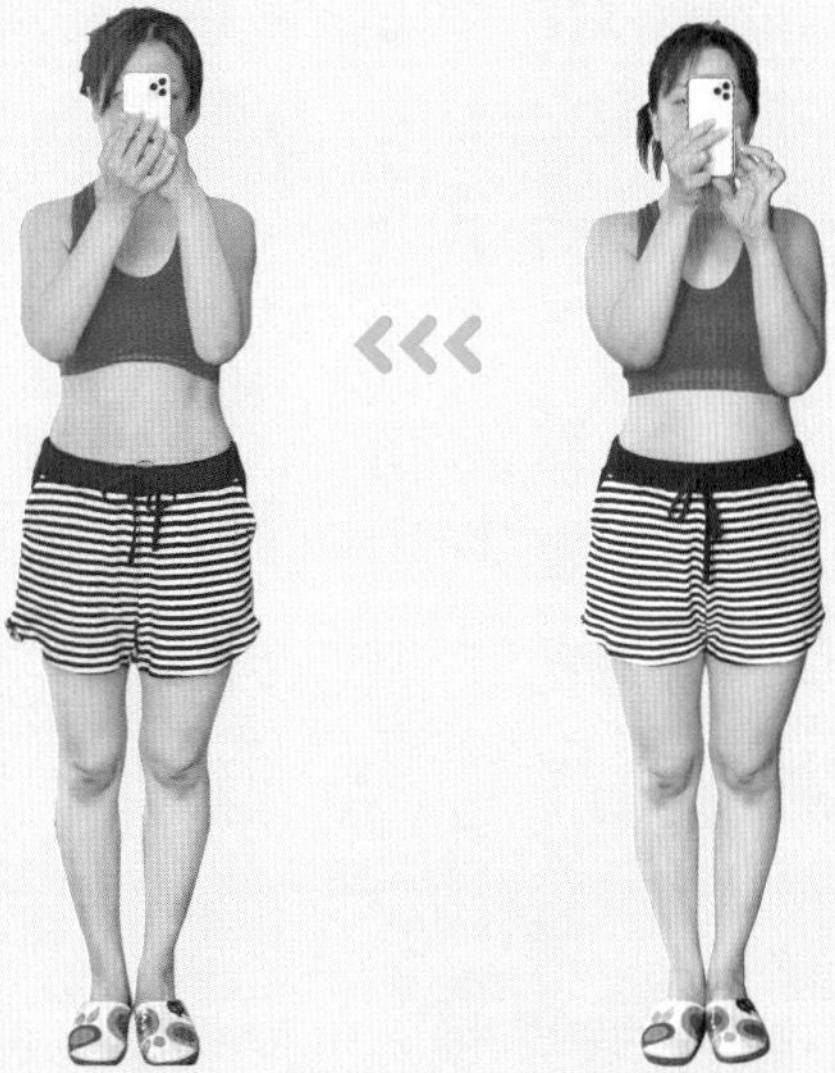

いつかはやってくる停滞期のこと

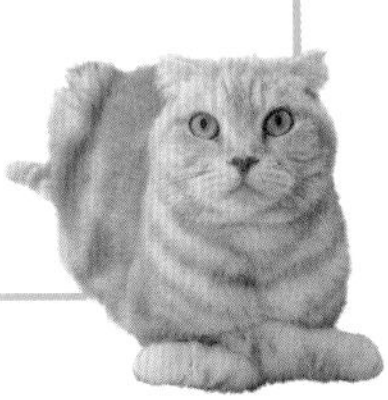

ダイエットでやせ続けていた体重が1週間や2週間横ばいになってしまうと、「はぁ、停滞期だ」と、落ち込む方が多いのですが、はっきりお伝えします。

それは本当の停滞期ではありません！　短いスパンで判断するクセをまず捨てましょう。

体脂肪を1kg落とすには、およそ7000kcalを消費する必要があることは、P57でも触れましたが、毎日フルマラソンでもしない限り、ずーっと脂肪と体重が減り続けることって現実的ではありませんよね。私が1年かけて24kgやせたダイエット期間にも、1ヵ月以上、体重計の針が多少上下しながらも、ほぼ横ばいという時期がありました。

基本的に、ダイエットの停滞期とは、数ヵ月単位で体重の変動がない状態を指します。

これは体のメカニズム的にごく当たり前の現象で、約60日間に体重の5％以上が減ると、人の体は「飢餓状態かもしれない」と判断して、恒常性という作用が働き、生きるためにこれ以上体重を減らさないように防衛に入ります。これが停滞期の正体です。なので、「やせるステップとして絶対に避けられないものなんだ」と頭に叩き込んでおけば、あせることもありません。

それに停滞期は、減った体重に適応するための調整期間として、リバウンドしにくい体作りをしている「定着期」とも解釈できます。だから、「よしきた！」くらいに、ポジティブにとらえてよいのです。そのほうがうまくいきます。

しばらく体重が変わらなくても「なるほど」と思いながら、コツコツと続けていれば、必ずまたカクンと落ちる日がやってきます。とにかくしっかり時間をかけて長い目で見てほしいのです。

もし3ヵ月たっても状況が変わらないようであれば、そこで初めて食事・運動・睡眠の状態を見直すくらいの心持ちでよいと思います。ただし、10kg以上やせた人なら、基礎代謝量も下がってきているはずですから、一日の摂取カロリーを見直すことも必要かもしれません。

やせる＝基礎代謝が上がることだと勘違いする人が多いのですが、実はやせた体は、それに見合った少ないエネルギーで済むようになります。大きなアメ車には大量のガソリンが必要なのに対して、軽自動車は少ないガソリンで済むのと同じですね。

次のページでは、停滞期を打開する具体的な方法をご紹介します。

☑ 停滞期に冷静でいられれば、ダイエットの成功率が高まる

停滞期の突破方法、変化を加えよう

116ページで、私が1年で24kgの減量に成功したダイエット中も、1ヵ月以上続く停滞期があったと書きました。

では、一体どうやってそこを突破して、再び体重を落とすことができたのか。ポイントは、これまでのやり方をちょっと変えてみたことにあります。

食事において、具体的な成功例を挙げると、以下のようなことです。

- **たんぱく質の中心が肉だったのを、魚介に変えてみた。肉に比べ、脂質が抑えられ、気になっていた朝の胃もたれも解消した。**
- **たんぱく質を植物性の豆腐や豆でとる日を増やした。豆腐や豆などを食べることで、食物繊維の摂取量も増えてさらに快腸に。**

いずれもストンストンと体重が落ちたリアルな方法です。

その後もいろいろと試しましたが、食事の質をほんのちょっと変えるなど、停滞期には何かしら変化を与えてみると、体にスイッチが入ることが多かったです。

また、運動をする習慣のない人こそ、停滞期に上手に運動を取り入れると、途端に停滞期を抜けられたりすることも。運動は、ハードなものじゃなくても大丈夫。軽くウォーキングしたり、ヨガやストレッチなどをしたりするのも十分に体への刺激になります。

停滞期で絶対にやってほしくないのは、「あせってカロリー摂取量を減らしすぎる」ことと「ストイックになって運動をハードにする」こと。

たとえこの方法で一時的に停滞期を抜けたように見えたとしても、そのあとに続けられなくなって、結局は挫折につながります。

むしろこう考えてください。停滞期は、ダイエット成功後のキープ方法を体が学んでいる時期だ！と。だってダイエットに成功したら、そのあとはずっとやせた状態を維持する停滞期になりますよね。つまり最初の停滞期は、このあとの長ーい停滞期と付き合うための準備段階に入ったということなのです。

辛い時は、このおまじないフレーズを思い出してください。

「停滞期？　いいえ、定着期です！」

☑ **ほんの少しの変化を加えることで、体にもいい変化がおきるかも。一番はあせらないこと！**

停滞期に効くごはん

停滞期だと感じた時に試してほしいのが、たんぱく質を肉じゃないものに変えること。私自身が試して効果があったレシピを紹介します。

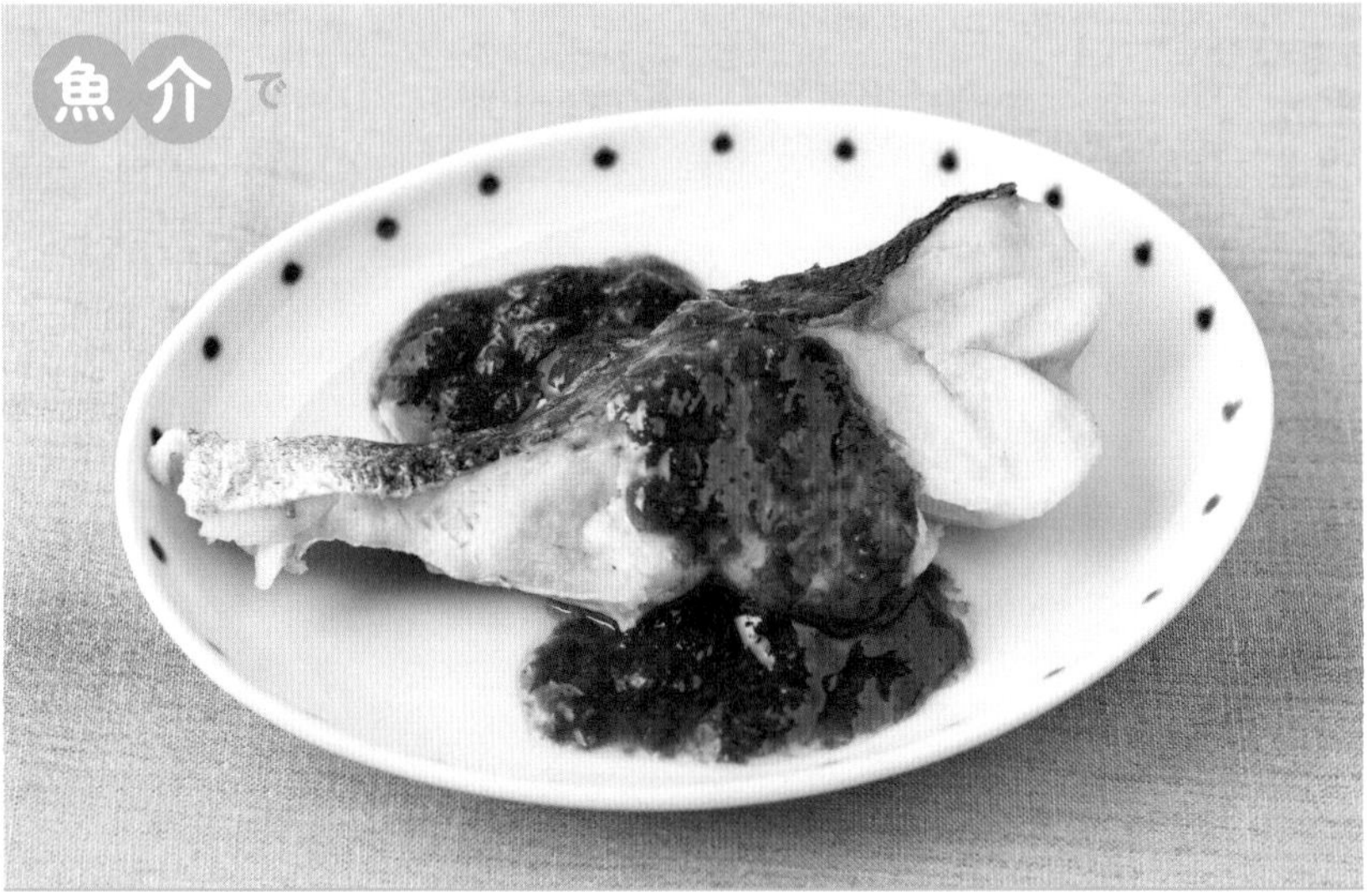

1人分 **88kcal**

たらは好みの白身魚に変えてOK

たらの海苔あんかけ

材料（2人分）

生だら … 2切れ（200g）

下味

- 酒 … 小さじ2
- 塩 … ひとつまみ

A
- 白だし … 大さじ1
- 酢 … 大さじ1/2
- 水 … 100㎖

焼き海苔 … 1枚

水溶き片栗粉

- 片栗粉 … 小さじ1
- 水 … 大さじ2

作り方

1. 耐熱皿にたらを入れ、下味をふる。ふんわりとラップをかけて600Wの電子レンジで3分加熱する。
2. あんを作る。小鍋にAを入れて弱火にかける。ふつふつしてきたら、海苔をちぎって加え、よく混ぜる。海苔が溶けたら、いったん火を止め、水溶き片栗粉を回し入れ、菜箸でよく混ぜる。再び中火にかけ、とろみが出るまで煮る。
3. 1のたらを器に盛り、2をかける。

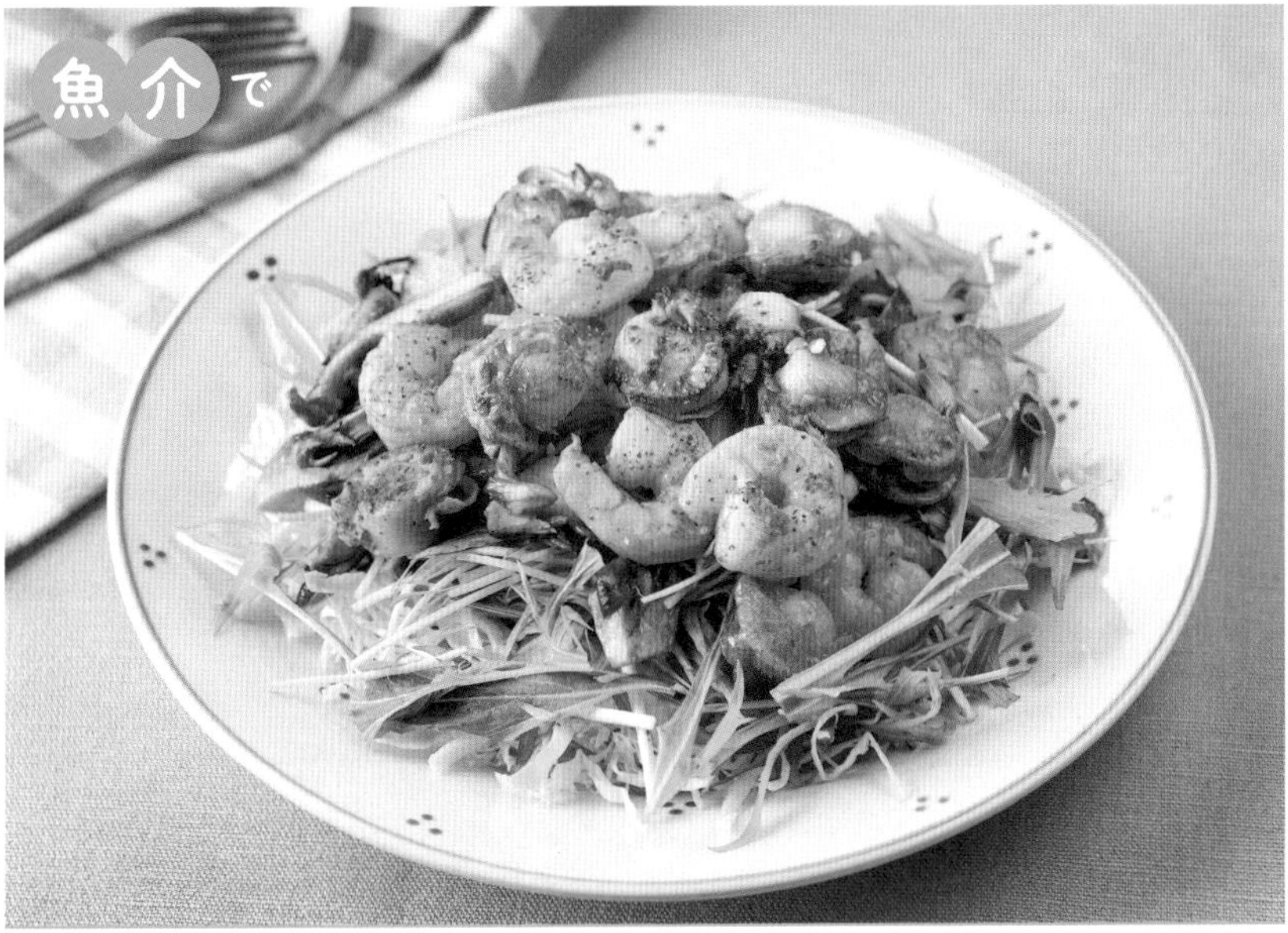

1人分146kcal

旨味たっぷりの組み合わせで、満足度アップ

えびとほたてのホットサラダ

材料（2人分）

むきえび…100g
ベビーほたて（ゆでたもの）…100g
下味
塩…ひとつまみ
酒…大さじ1/2
片栗粉…小さじ2
まいたけ…1/2パック（50g）
キャベツのせん切り（P27）…100g
水菜のざく切り…50g
オリーブオイル…小さじ1
一味とうがらし…少々
合わせ調味料
麺つゆ（5倍濃縮）…小さじ1
酢…小さじ2
にんにく（チューブ）…少々

作り方

1. まいたけはほぐす。
2. ボウルにえびとほたてを入れ、下味を加えて揉む。
3. フライパンにオリーブオイルを入れて中火で熱し、2を重ならないように広げ、あいているところにまいたけをのせる。途中上下を返しながら4分焼く。合わせ調味料を加えて炒め合わせる。
4. 器にキャベツ、水菜を敷き、3をのせ、一味をふる。

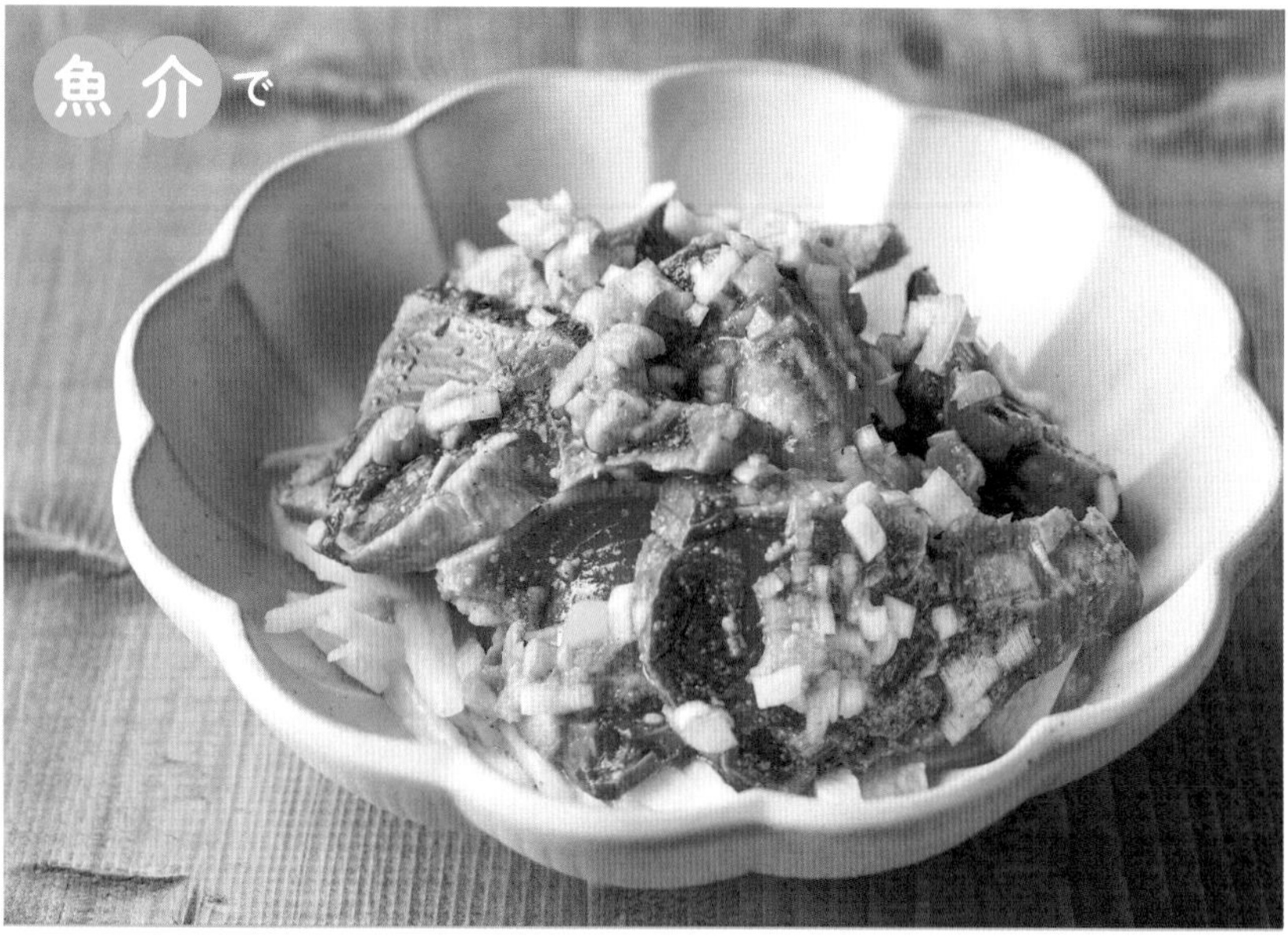

1人分 **181kcal**

かつおは高たんぱく・低脂質で、疲労回復効果もあります

かつおのスタミナ漬け

材料（2人分）

かつおのたたき
（刺身用の切ってあるもの）… 200g
長いも … 100g

たれ

- 麺つゆ（5倍濃縮）… 大さじ1
- 酢 … 大さじ1
- オリゴ糖（または砂糖）… 小さじ1
- 白すりごま … 大さじ1
- 長ねぎのみじん切り … 10㎝分
- しょうが（チューブ）… 大さじ1（15g）
- にんにく（チューブ）… 小さじ1（5g）

作り方

1. たれの材料をボウルに入れてよく混ぜる。かつおを加えてよくあえる。
2. スライサーで長いもをせん切りにし（ない場合は包丁で切る）、器に敷く。1の汁を軽くきってのせる。

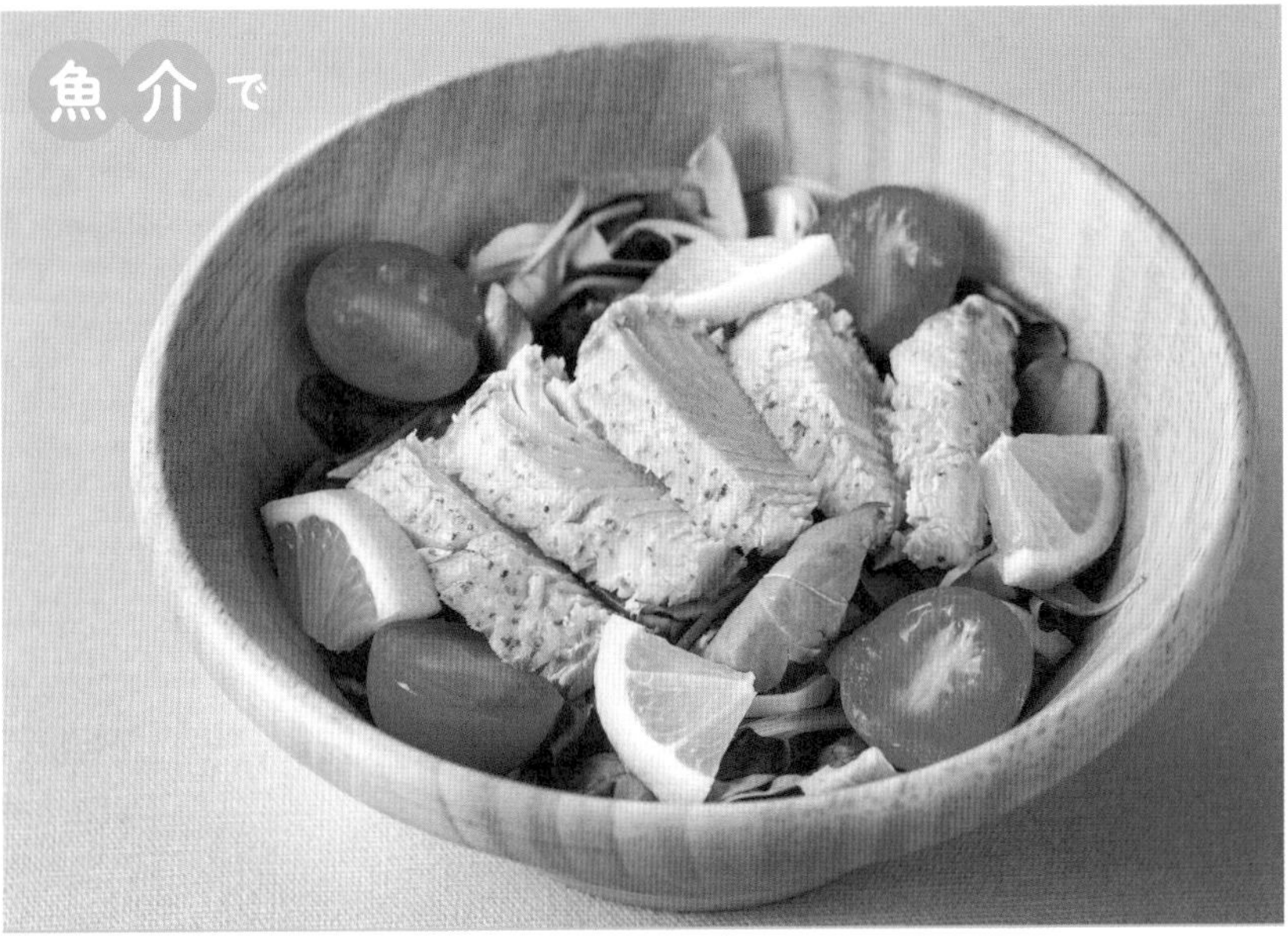

1人分 185kcal

アトランティックサーモンよりも
脂の少ないトラウトサーモンがおすすめ

サラダサーモン

材料（2人分）

サーモン（刺身用のさく）… 200g
塩 … ひとつまみ
好みのハーブソルト … 小さじ1
にんにく（チューブ）… 少々

作り方

1. サーモンは表面に塩をふり、15分おく。ペーパータオルで水けを拭き、臭みを除く。ハーブソルトを全体にふり、おろしにんにくをスプーンで塗り、ラップでしっかり包む。
2. 湯せん対応の耐熱のポリ袋に入れて、空気を抜き、口を結ぶ。
3. 鍋に湯を沸かし、2を入れてふたをし、火を止める。そのまま1時間ほどおく。
4. ポリ袋を取り出し、冷蔵庫に入れて冷やす。サーモンを食べやすく切る。好みでベビーリーフを器に盛り、切ったサーモンをのせ、トマトとレモンを添える。

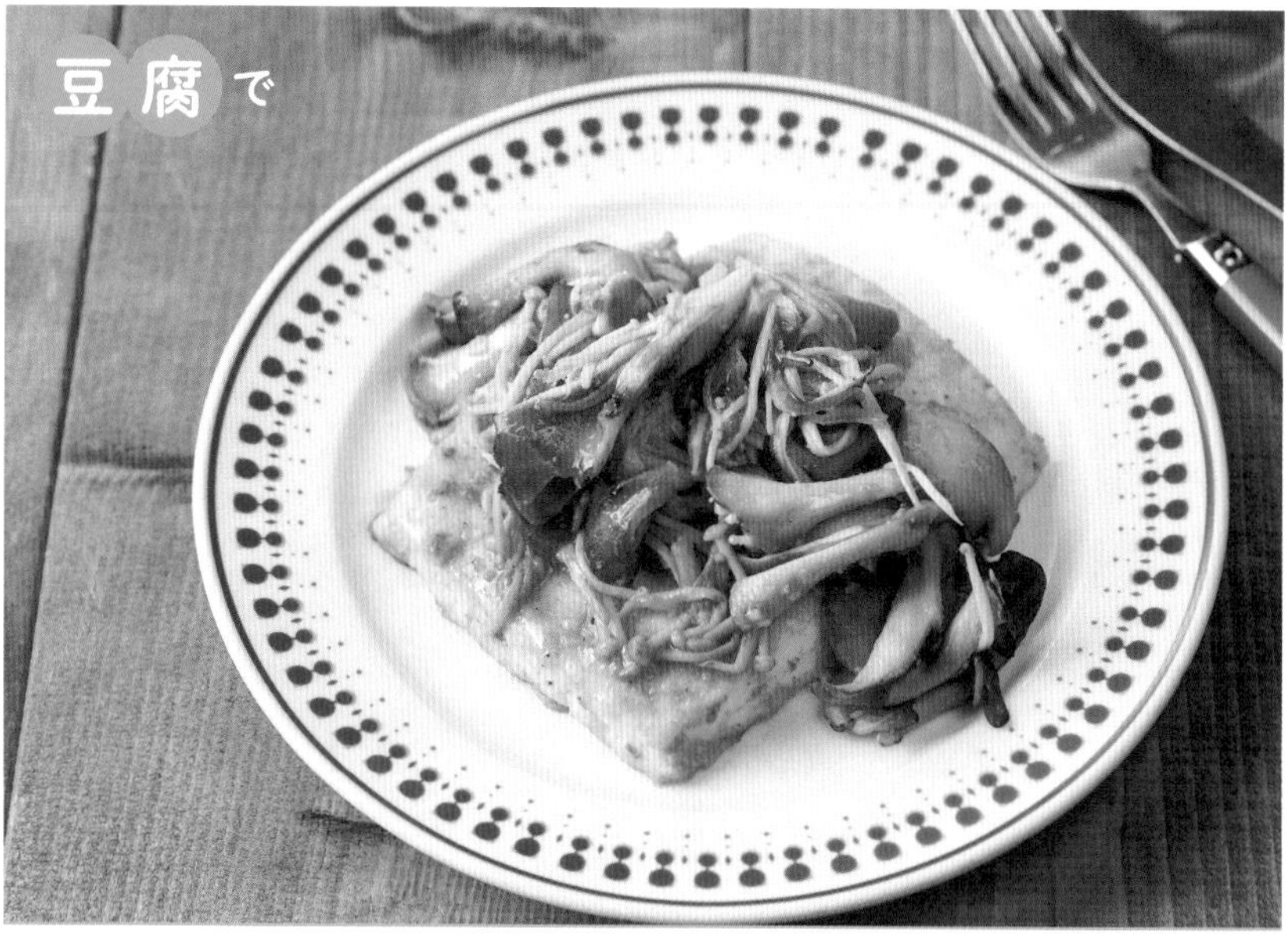

1人分 216kcal

植物性の食材だけでも食べ応えあり

豆腐きのこステーキ

材料（2人分）

もめん豆腐 … 1丁（300g）
えのきたけ … 1袋（100g）
まいたけ … 1パック（100g）
小麦粉 … 大さじ1
オリーブオイル … 小さじ1
合わせ調味料
麺つゆ（5倍濃縮）
… 大さじ1と1/2
オリゴ糖（または砂糖）
… 小さじ2
白すりごま … 小さじ2
にんにく（チューブ）… 少々
水 … 大さじ2

作り方

1. えのきたけは、長さを半分に切ってほぐす。まいたけはほぐす。
2. 豆腐はペーパータオルで包み、耐熱皿に置く。600Wの電子レンジで3分加熱し、そのまま15分おいて冷ます。やけどに注意しながらペーパータオルの上からぎゅっと押し、水けを押し出して除く。
3. 豆腐の厚みを半分に切り、小麦粉をまぶす。
4. フライパンにオリーブオイルを塗り広げ、3を入れて中火にかける。2分焼いて上下を返し、あいているところに1のきのこを入れ、さらに3分焼く。
5. きのこがしんなりしたら、合わせ調味料を回しかけてからめる。

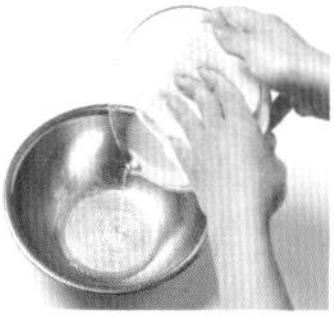

豆腐はぎゅっと押して水分をしっかり出しておくことで、焼いた時にこんがりと焼き色がつく。

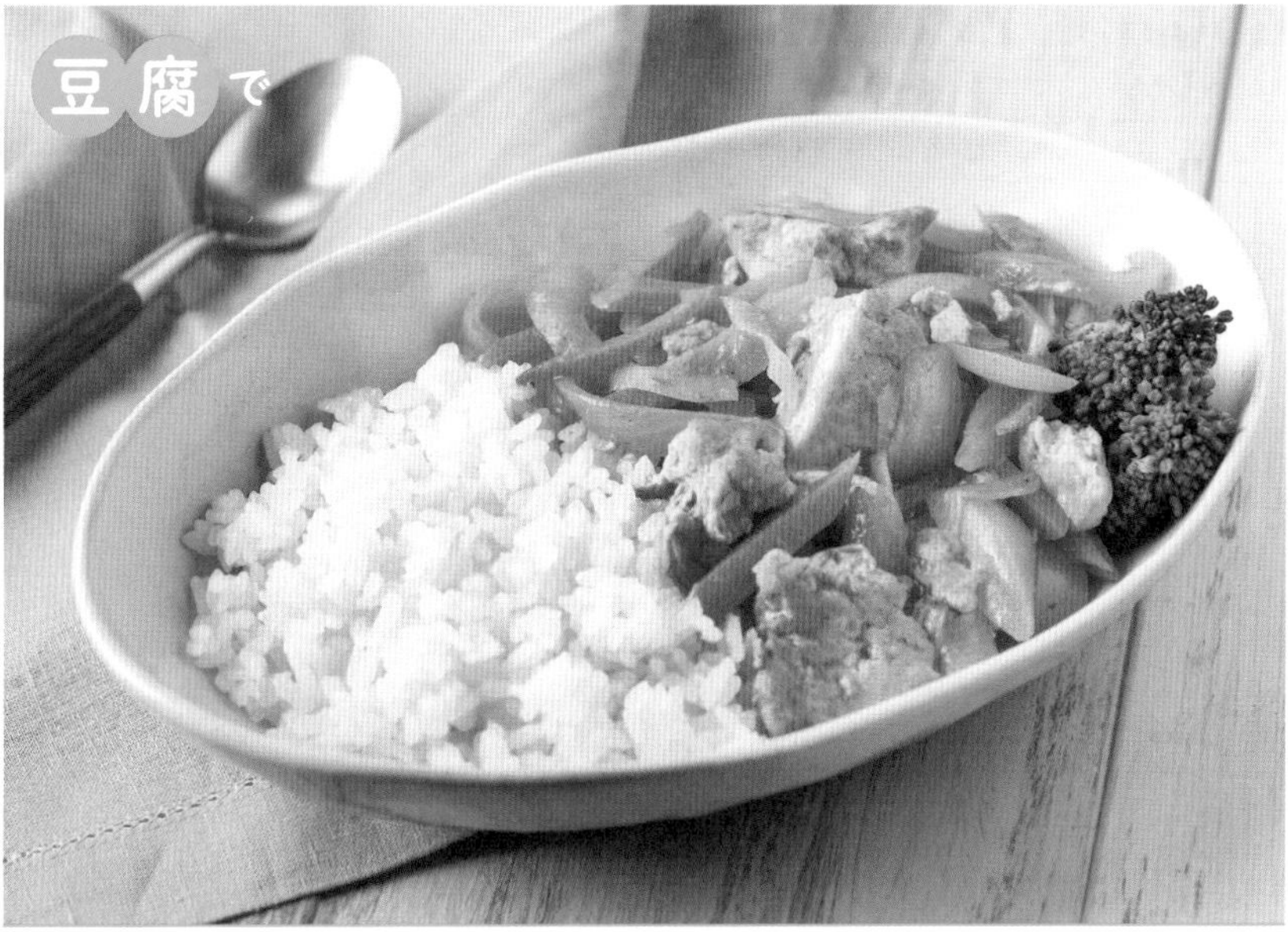

1人分 433kcal

ゆでうどんにかけてカレーうどんにするのもおすすめ

豆腐の和風カレー

材料（2人分）

もめん豆腐…1丁（300g）
玉ねぎの薄切り…1個分（200g）
にんじんの細切り（P27）
…1/2本分（100g）
オリーブオイル…小さじ1
温かいご飯…150g

カレーだれ

- 麺つゆ（5倍濃縮）…大さじ1
- カレー粉…大さじ1
- 片栗粉…小さじ1
- 水…250㎖

作り方

1. 豆腐はペーパータオルで包み、耐熱皿に置く。600Wの電子レンジで3分加熱し、そのまま15分おいて冷ます。やけどに注意しながらペーパータオルの上からぎゅっと押し、水けを押し出して除く。新しいペーパータオルで表面の水けを拭く。
2. フライパンにオリーブオイルを入れて中火で熱し、1の豆腐を粗くほぐして入れる。5分ほど焼いて上下を返し、さらに5分焼いて、いったん取り出す。
3. 同じフライパンに玉ねぎとにんじんを入れ、中火にかけて炒め合わせる。にんじんがしんなりしたら、2を戻し入れてざっと炒め合わせる。全体がなじんだら、カレーだれの材料を混ぜて回し入れ、とろみがつくまで煮て、火を止める。
4. 器にご飯を盛り、3をかける。好みでゆでおきブロッコリー（P27）を添える。

目標体重に達したあともリバウンドしないコツ

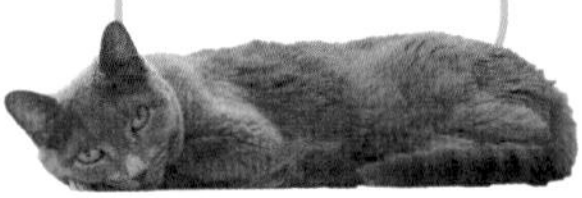

見事ダイエットに成功したというみなさま、まずはここまで続けられた自分を盛大に褒めてあげてください！　それまでダイエットに挫折してきた人ほど、達成感もひとしおだと思います。

ただし、理想の体重になった瞬間がダイエットのゴールではありません。身も心も軽やかになった今の体を大幅にリバウンドさせず、キープしていくことが次なるステップ。たぶんそこに、あなたの求めている本当のゴールが待っています。

リバウンドの仕組みとパターンを知る

リバウンドとは、体重の減少が続いて、脳が生命の危機を感じると元の状態に戻そうと働きかける防衛反応の表れです。特に極端な食事制限や短期間で大幅に減量した場合だと、その作用が強くなると言われています。

無茶苦茶なダイエットをくり返していた当時を振り返ると、私のダイエットは、まさにリバウンドの歴史と言えます。

カロリー（だけ）重視の食べないダイエットで70kgから10kg近く落とした時は、やせた喜びも束の間。その後の停滞期に業を煮やし、食べていなかった反動でラーメンやから揚げにハマってしまいました。挙句に「一日1食にして、摂取カロリーの帳尻を合わせれば問題なし」と開き直るのですが、その1食の量が凄まじいのなんの。体重は元に戻るどころか、さらに増量。

また別のダイエットでは、目標体重を保って「ついにやせ体質になった！」と勝利した気でいたら、「少しぐらい大丈夫」の一口から、いつしかダイエット前の生活に戻りはじめました。

ただ、これですぐにポーンと体重が戻るわけじゃないんです。最初の1年はたったの数kg増なので油断しまくり。しかし体重は静かに、着実に増えていき、最終的には、ダイエット前の体重より1割増しへ。このパターンも何度も経験済みです。

リバウンドしないためにやめたこと・続けていること

キープかリバウンドかは、やせたあともダイエットを続けているかいないかの違いです。無理なくダイエットを続けるために、実践していることを紹介しますね。

・できないことにフォーカスしない

例えば、仕事や育児で忙しくてダイエットに集中できないとか、体調を崩して運動できないとか、「できないこと」にとらわれると、本来の目的とは真逆の方向へ向かいます。

今なら5分だけ歩けるなとか、今週は忙しいから寝る時間を優先させようとか、どんな状況でも今できることがあるはず。できるだけ、マイナスの中にも小さな可能性を見つけ出すクセをつけるようにしています。

・自分を追い詰めない

食べすぎた日も、減量の進捗《しんちょく》が期待ほどではない時も、自分を追い詰めないこと。これ、メチャクチャ大事です。自分への過剰な制限、例えば「絶対にケーキを食べない」といった禁止ルールは設けません。なぜなら、ダイエットは短距離走ではなく、ゆったりとしたマラソンだから。厳しい縛りは、自分を脆《もろ》くするだけ。いつかその緊張が解けた時、大きな波を生む反動が訪れるでしょう。

そこで大切になるのは、「メンタルの波を作らない」こと。平穏な気持ちでいることが、ダイエットの過程をスムーズにし、無理なく続けられる秘訣です。結局、小さな一歩一歩が積み重なって大きな変化を生み出すのですから。

・自律神経が整う暮らし方をする

心の平穏を保つことで、ダイエットの山は乗り越えられます。反対に、日々の慌ただしさや、夜のぐるぐるした思考が睡眠を邪魔して自律神経*が乱れたりすると、何をやっても本当にやせないんですよね。十分な休息と睡眠は自律神経を整える基盤であり、ダイエットを制する秘密兵器です。不規則な生活を送ることが多い人も、できる限り決まった時間に床につき、朝は同じ時間に起きる習慣を。そして、日常のちょっとした動きを意識しましょう。

朝起きてすぐカーテンを開け、朝日を浴びるのも効果的です。この時大切なのは、目に太陽光を感じること。光が網膜を刺激し、〝幸せホルモン〟と呼ばれるセロトニンが分泌されやすくなり、イキイキと一日を過ごせるサイクルができます。自律神経が整い、食欲の乱高下も抑えられるので、ダイエットにとってもいいことずくめです。

一生続けるダイエットと言うと、「カロリーや栄養バランスに縛られて、ストレスじゃない？」と聞かれることがありますが、私には縛られるという感覚がまったくなく、むしろ、心身共に快適になっていく喜びのほうが大きいです。だから3年以上も続けられているんだと思います。

ねこくら式レシピを続けることで、いちいち「あすけん」で調べなくても、自然と１００点に近い食事を選べるようになってくるし、「生理前はこれくらい太るけど、数日たてば食欲も落ち着いて、むくみも取れる」みたいな体調の波もわかるようになります。

軸となる生活がきちんと身につけば、あとはオートマティック。ダイエットはどんどんラクになりますよ。

☑ダイエットで挫折しないコツは、自分を励まし、労り、愛すること

＊自律神経：呼吸・循環・消化・生殖・排泄など生命維持に必要な機能を調節する神経のこと。自分の意思とは関係なく自動的に働く。

食べすぎて体重が増えてしまったら

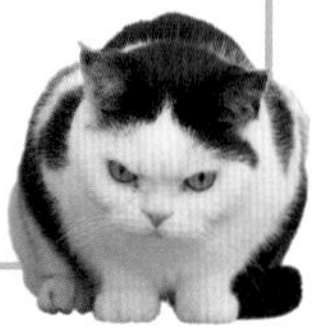

「お正月やクリスマスなどイベントごとがあると、食べすぎて太る」。よく耳にするフレーズですが、こんな時に一時的に増えた体重の正体は、脂肪ではなく、むくみと食べ物の重量。つまり、便や尿です。

たしかに、イベントの時のごちそうって脂質と塩分が多いですよね。野菜が少なかったり、デザートをしっかり食べてしまったり、おまけに夜遅くまでお酒を飲んだりして……。体に水分や便をため込む要素が満載なのは間違いないです。

急に体重が増えたからといって、急いでやせようとストイックにならないでくださいね。こんな時こそ淡々と元のヘルシーな生活に戻すのが正解です。全力で食を楽しんだら（お腹がはち切れるほど食べるってことじゃないですよ）、なるべく早くやせるごはんに切り替えましょう。

こんな時もねこくら式レシピをご活用ください。私の経験上、2kgくらいの急な体重増加なら2週間あれば十分です。P2〜3の写真も2024年の年始に2週間かけて、ねこくら式レシピで体重を戻したときの記録です。

暴飲暴食後にそのままその生活を続けたらリバウンドしますが、体重が戻るならそれはリバウンドではなく、一時的な体重増加。食生活をきちんとすれば、増えた体重も徐々に戻りますよ。また、消化と燃焼を助ける行動を取ることも大切です。例えば、お酒を飲んだら同じくらい水をしっかり飲むとか、代謝を上げるために帰り道は歩くとか。ちょっとしたことですが、それだけでも体重の戻り方は全然違ってきます。

たまのごちそうをたくさん食べるよりも、「外食もしないし、普通の生活してるのに」なんて言いながら、無意識にちょこちょこ甘いものを口にしている人のほうが太ります。こちらは、本人も気づかないうちに、じわりじわりと確実に脂肪が蓄積する典型パターン。

そう、食べすぎたから太るんじゃなくて、食べすぎを続けるから太るんです。

私の場合、体重というより、運動中に「体が重いな」と不快感を抱くことが多くなったら、ひとまず全身写真を撮り、ボディチェックすることからスタートします。

「あすけん」を使って、食べる量が無意識に増えていないかを確認し、食欲の乱れを整えるために栄養のバランス状態もチェックします。

こうして、少しずつ次の食事までの空腹感が心地よく思える状態へ胃袋を戻していく。遠回りに見えますが、これが一番の近道です。

時間をかけることを受け入れれば、ダイエットは厳しくない

ねこくら式

食べすぎが続いたあとのリセットごはん

体重がどっと増えてしまった時におすすめの献立です。
このリセットごはんで、野菜をおいしく食べられる味覚に戻します。

合計1402kcal（たんぱく質80g / 脂質39g / 炭水化物212g）

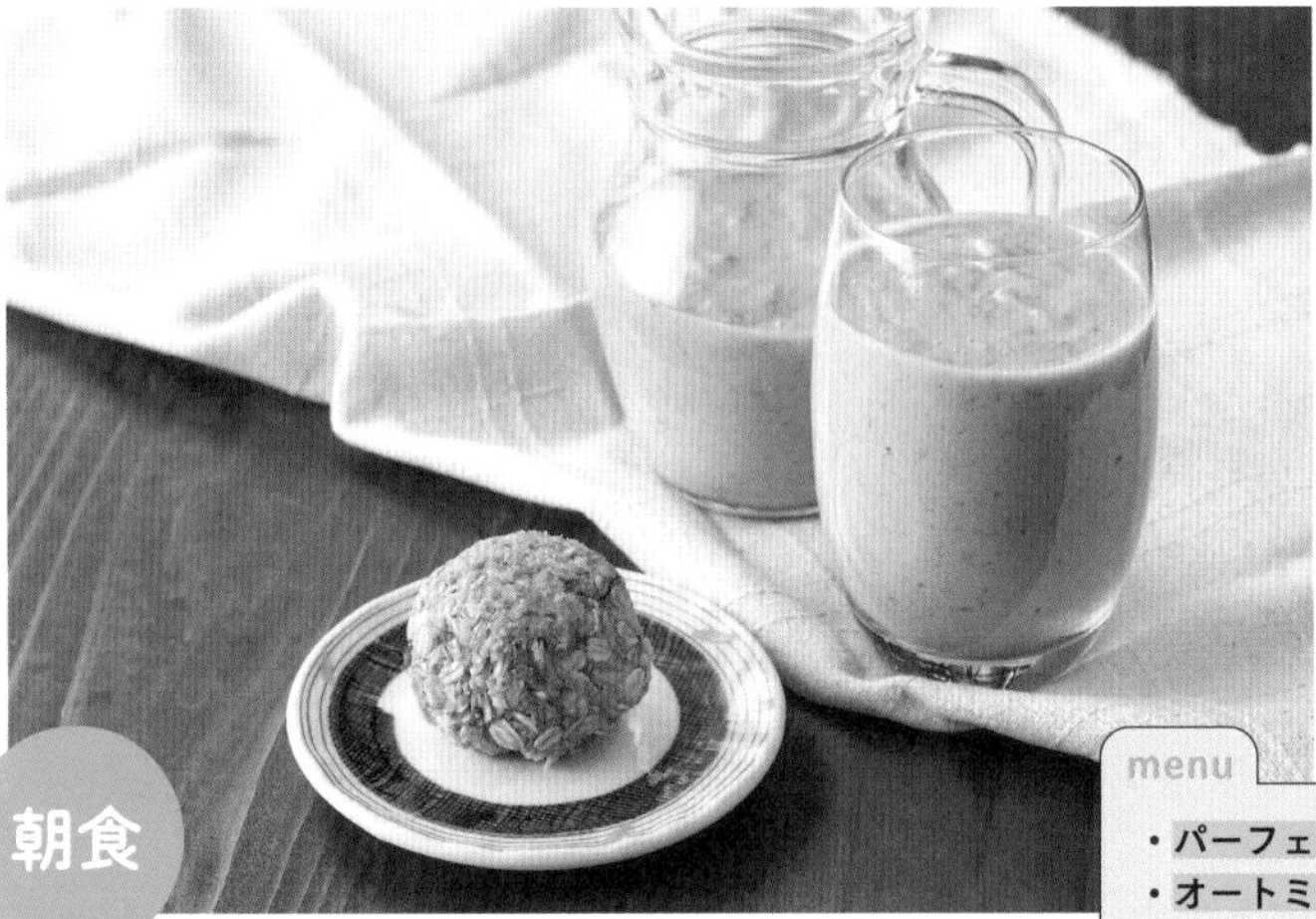

朝食

menu
・パーフェクトスムージー
・オートミールおにぎり

このスムージー、PFCが一度にとれます！

パーフェクトスムージー

材料（１人分）

バナナの乱切り … １本分（150g）
りんごのくし形切り …1/2個分（120g）
にんじんの乱切り …1/4本分（50g）
アボカド …1/2個分（70g）
小松菜のざく切り …100g
しょうが … １かけ（15g）
ギリシャヨーグルト（無糖）… １個（170g）
アーモンドミルク（無糖）… 200mℓ
氷 … 適量

作り方

すべての材料をミキサー（またはフードプロセッサー）に入れ、なめらかになるまで攪拌する。

小松菜は旬の青菜に変えてもOK

オートミールおにぎり

材料（１個分）

オートミール（ロールドオーツ）… 30g
かつお節 … 小１パック（２g）
白いりごま … 小さじ1/2
麺つゆ（５倍濃縮）… 小さじ1/2
たらこ（薄皮を除いたもの）… 10g

作り方

1. 耐熱容器にオートミールと水50mℓを入れ、600Wの電子レンジで１分加熱する。耐熱容器を取り出して菜箸でよく混ぜる。
2. かつお節、ごま、麺つゆを加えて混ぜ、たらこを中央に置き、ラップに包んで丸める。

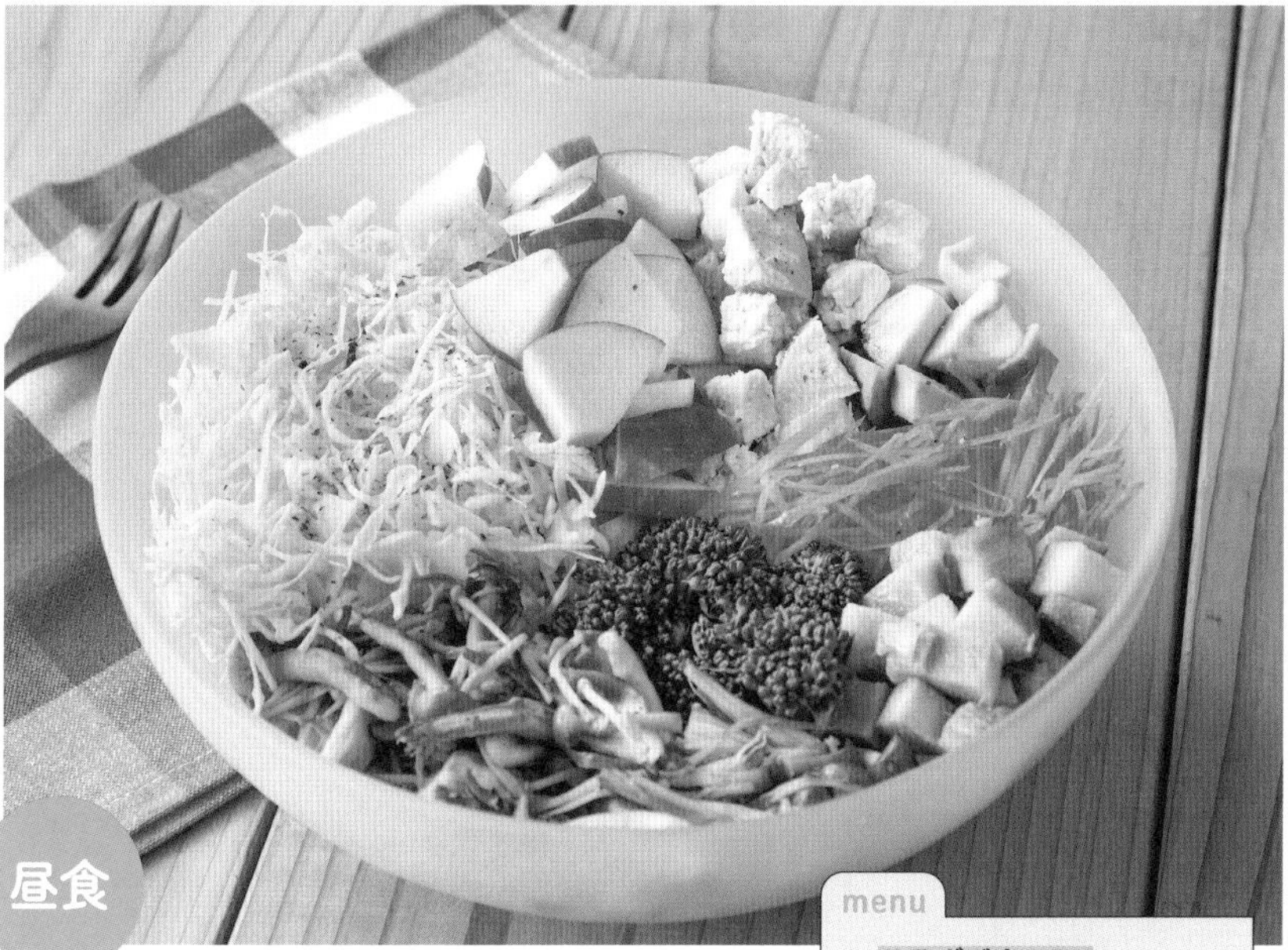

昼食

menu
・サラダボウルDX

ボウルいっぱいのサラダでお腹いっぱいに。
ドレッシングは好みの味のノンオイルドレッシングに変えても

サラダボウルDX

材料（1人分）

りんご…1/2個（120g）
アボカド…1/2個（正味70g）
さつまいもの甘辛煮（P94）…100g
手作りサラダチキン（右記参照）…100g
ほぐしきのこ（P27）…150g
キャベツのせん切り（P27）…100g
にんじんの細切り（P27）…50g
ゆでおきブロッコリー（P27）…30g
塩…少々
こしょう…少々
ドレッシング
酢…大さじ1
好みのハーブソルト…小さじ1/2

作り方

1. りんご（皮つき）はいちょう切りに、アボカド、さつまいもの甘辛煮、サラダチキンはそれぞれ2cm角に切る。
2. きのこをフライパンに入れ、中火にかけ、こんがりとしたら上下を返し、しんなりするまであまり触らずに焼く。塩、こしょうで調味する。
3. 器にキャベツ、にんじん、1、2、ブロッコリーを盛り、ドレッシングの材料を混ぜてかける。

手作りサラダチキン

材料と作り方（1枚分）

鶏むね肉（皮なし）1枚の両面をフォークで数カ所刺し、合わせ調味料（酒大さじ1、オリゴ糖小さじ1、塩小さじ1/2）とともにポリ袋に入れて軽く揉み、冷蔵庫に1時間～一晩おく。鶏肉を袋から取り出してペーパータオルで拭き、耐熱皿に入れてラップをかけ、600Wの電子レンジで5分加熱する。いったん取り出し、裏返して同様に2分加熱し、粗熱がとれるまでおく。

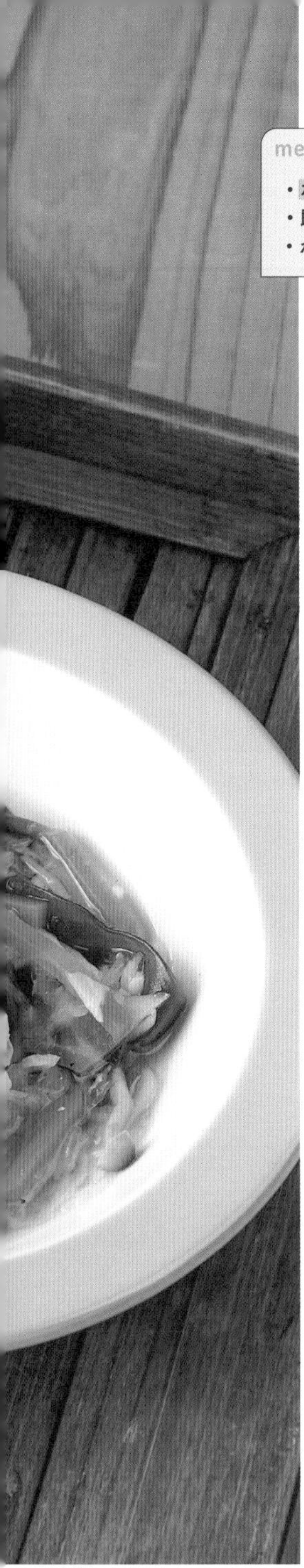

menu

- ボリューム野菜スープ
- 即席なす丼
- わかめとツナの煮もの（P93）

夕食

野菜がたっぷりとれるのはもちろん、
半熟卵の入った温かい一皿でお腹が満たされます

ボリューム野菜スープ

材料（1人分）

A
- キャベツのせん切り（P27）… 30g
- にんじんの細切り（P27）… 10g
- ほぐしきのこ（P27）… 15g
- カットわかめ … ひとつまみ
- 鶏ガラスープの素 … 小さじ1
- 水 … 200mℓ

卵 … 1個
こしょう … 少々

作り方

1. 小鍋にAを入れてよく混ぜ、中火にかける。野菜に火が通ったら、卵を割り入れてふたをして、卵が半熟になるまで煮る。
2. 器に盛り、こしょうをふる。

即席なす丼

材料と作り方（1人分）

器に温かいご飯100gを盛り、なすの焼き肉風（P90）5枚をのせ、好みで糸とうがらしを添える。

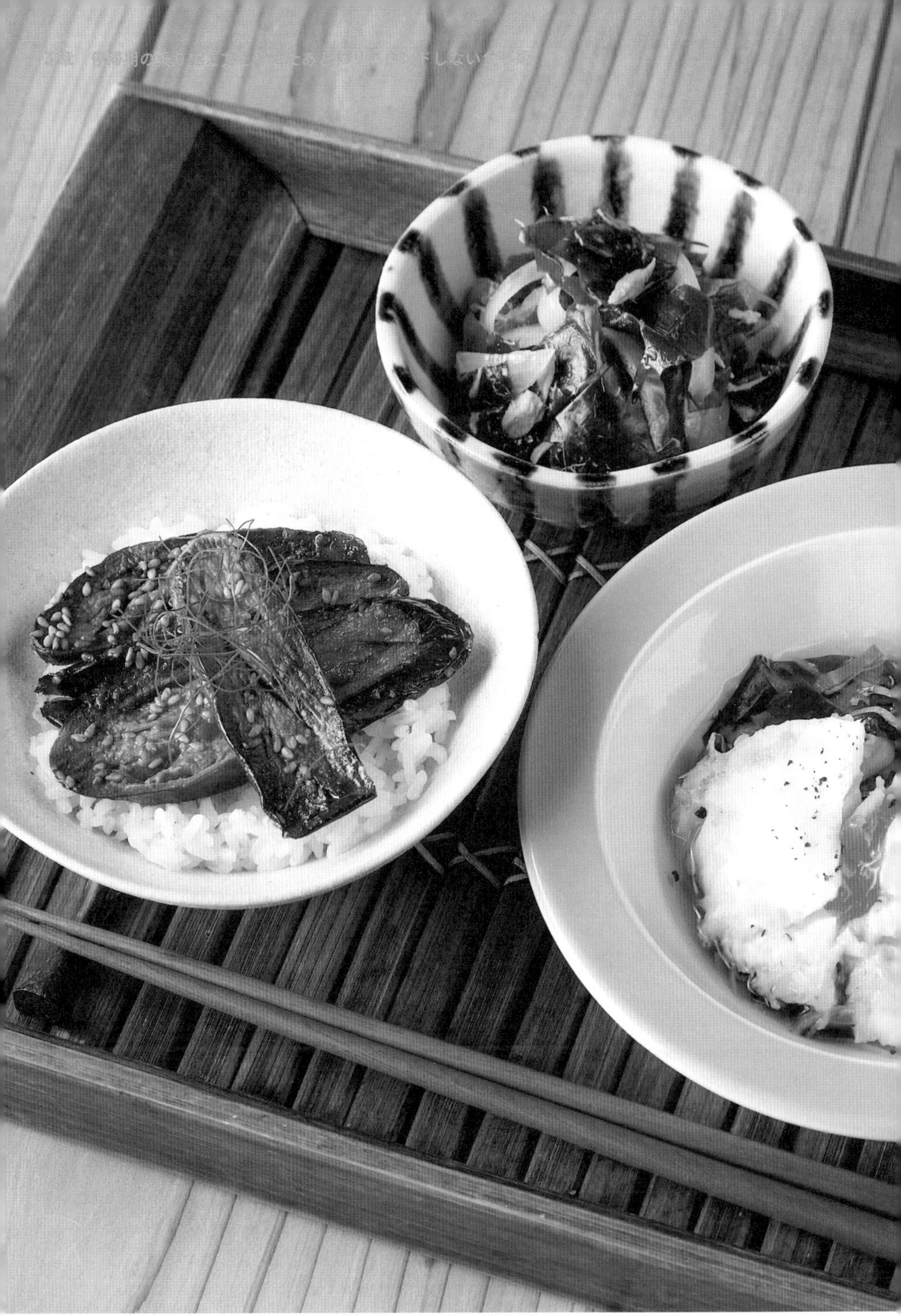

ねこくら式

ジャンクなものが食べたい日のごはん

**オフデー以外にどうしても甘いものやラーメンが食べたい！
と思うことが私にもあります。そんな日は、食材と量を工夫することで、
「ジャンクなものが食べたい！」という心を満たしています。**

合計 **1427kcal**（たんぱく質87g / 脂質41g / 炭水化物188g）

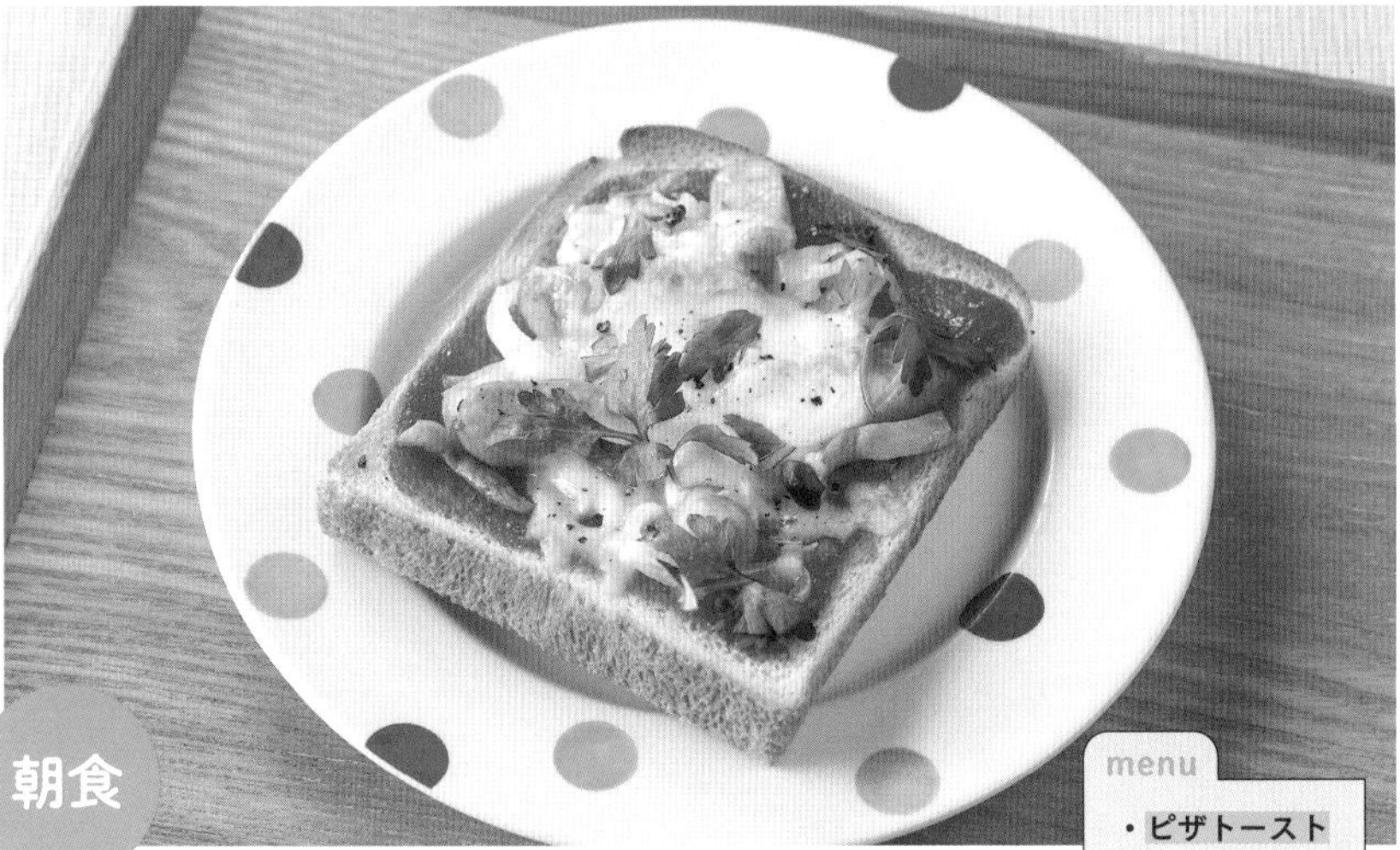

朝食

menu
・ピザトースト

脂質の多いウインナーやベーコンなど加工肉はできるだけ控えましょう。
それでも食べたい時は少量を味わい、野菜も忘れずに追加して

ピザトースト

材料（1人分）

食パン（6枚切り）… 1枚
ウインナー … 1本（20g）
玉ねぎの薄切り（P27）… 30g
しめじ … 15g
ピザソース
　トマトケチャップ … 大さじ1
　オリゴ糖 … 小さじ1
ピザ用チーズ … 30g

作り方

1. ウインナーは斜め薄切りにする。玉ねぎとしめじは耐熱皿に入れ、ふんわりとラップをかけて600Wの電子レンジで1分30秒加熱する。
2. ピザソースの材料を混ぜ合わせて食パンに塗り、1を広げてのせ、チーズをのせる。トースターでこんがりと焼き色がつくまで焼く。器にのせ、好みでイタリアンパセリを散らす。

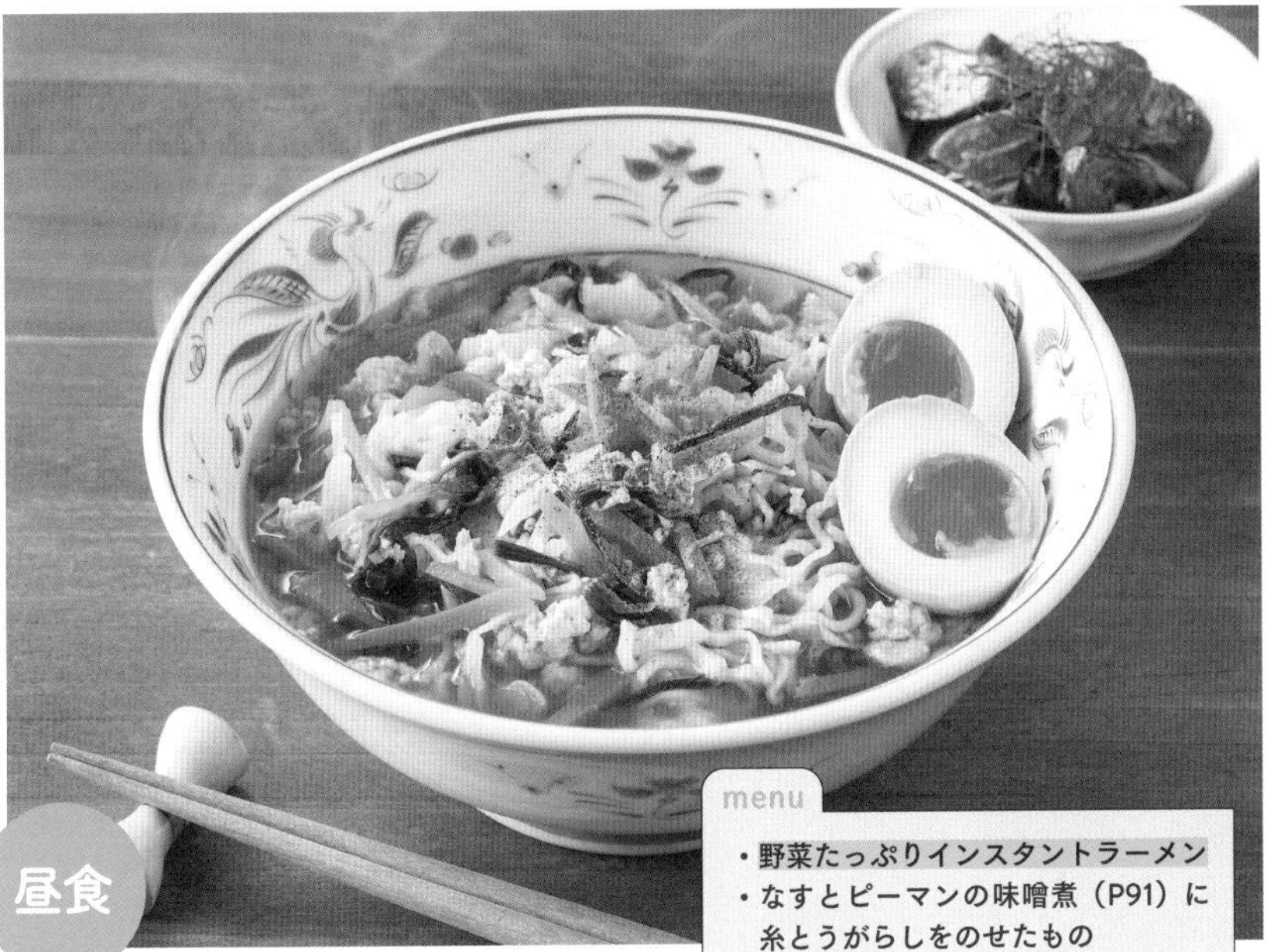

昼食

menu

- 野菜たっぷりインスタントラーメン
- なすとピーマンの味噌煮（P91）に糸とうがらしをのせたもの

インスタントはノンフライのものを選ぶのがポイント！
脂質はほぼ麺に含まれます。塩分が多いので汁はなるべく残して

野菜たっぷりインスタントラーメン

材料（1人分）

ノンフライ麺のインスタント袋麺…１袋
鶏むねひき肉…100g
キャベツのせん切り（P27）…50g
にんじんの細切り（P27）…50g
にらのざく切り…1/2束分（50g）
煮卵（P27）…１個

作り方

1. 鍋に麺の袋の表示通りの水と添付のスープの素を入れ、中火にかける。煮立ったらキャベツ、にんじん、ひき肉を入れてさっと煮て、アクを除く。
2. 野菜がしんなりしたら、麺とにらを加えて袋の表示通りに煮る。器に盛り、煮卵を半分に切ってのせる。

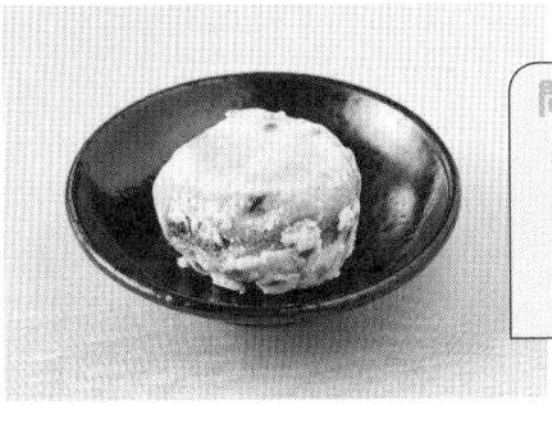

間食

- 市販の豆大福１個
- 好みのノンシュガードリンク（コーヒーやお茶）

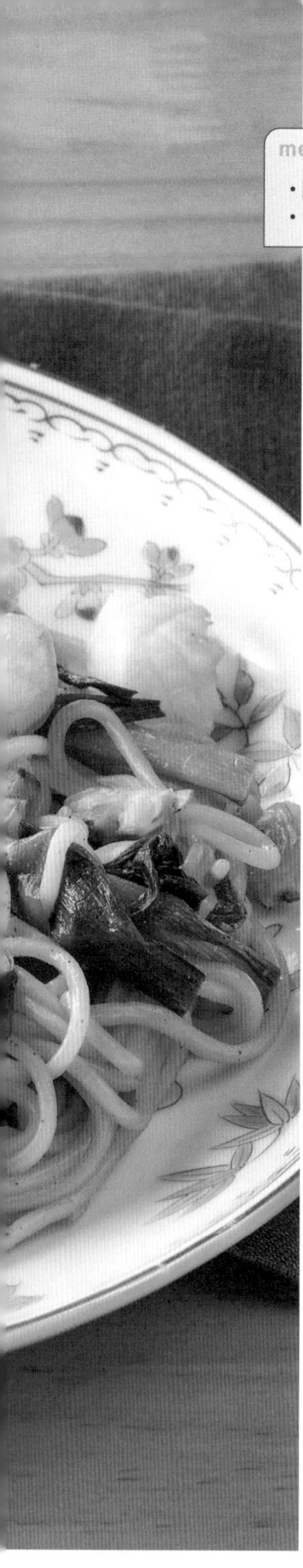

menu

- 上海焼きそば
- 余り野菜のだし煮（P95）

夕食

たんぱく質は肉ではなくシーフードミックスにチェンジ。
脂質コントロールで、ジャンクなこってり味も楽しめます

上海焼きそば

材料（1人分）

焼きそば用中華蒸し麺… 1袋（170g）
シーフードミックス（半解凍したもの）… 100g
にらのざく切り…1/2束分（50g）
ごま油 … 小さじ1
オイスターソース … 大さじ1
鶏ガラスープの素 … 小さじ1
こしょう … 少々

作り方

1. フライパンにごま油を入れて中火にかけ、にらをさっと炒める。シーフードミックスと麺を加え、袋の表示通りの水をふりかけてふたをし、1分蒸し焼きにする。
2. ふたをはずし、オイスターソースとスープの素を加えて混ぜる。器に盛り、こしょうをふる。

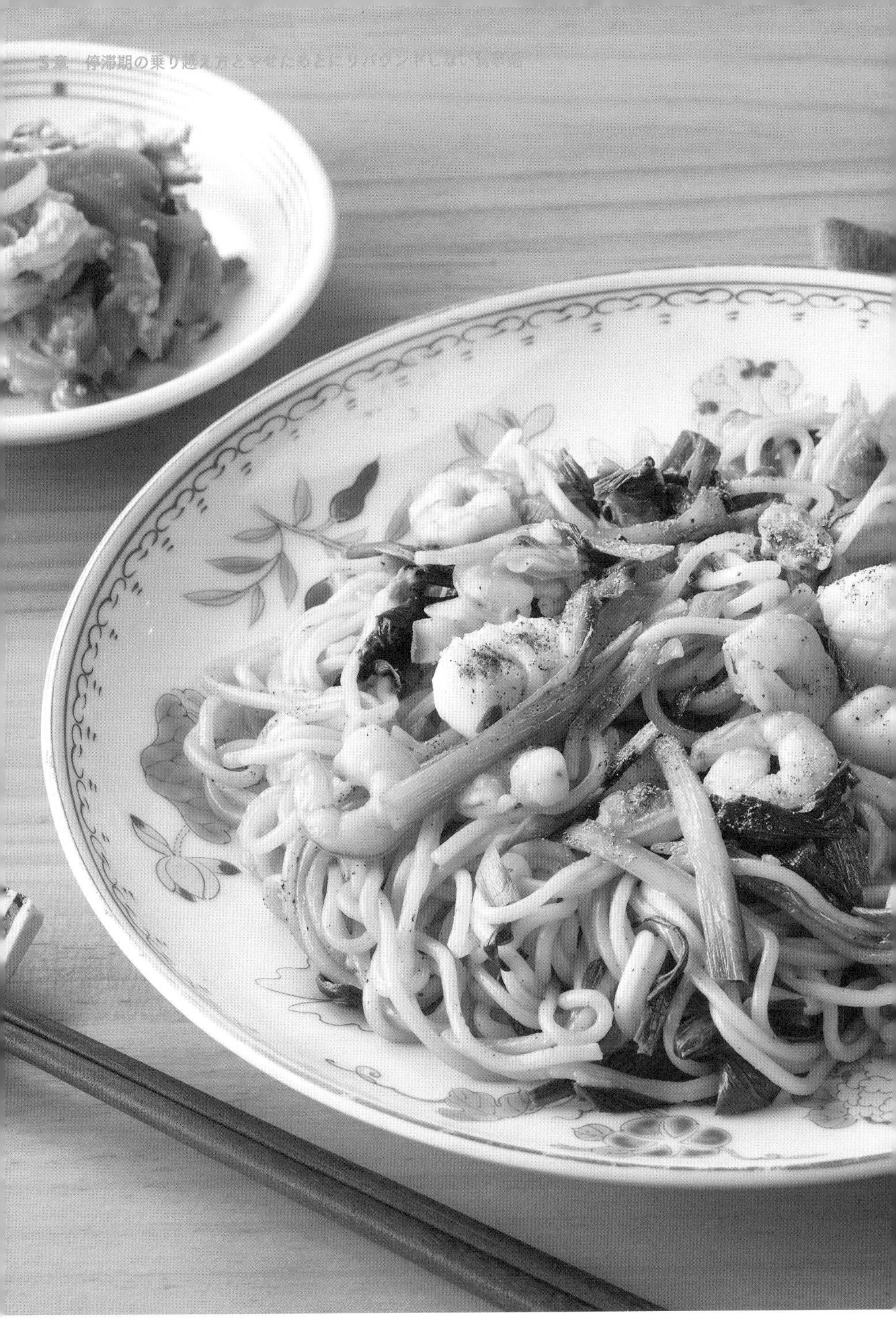

EPILOGUE

おわりに

前作『やればやせる！』で自分の本が生まれたことだけでも最高だったのに、その本がこんなにもたくさんの人に愛されて、なんと2冊目が出ることになるとは！　人生って、本当に面白い。お手に取ってくださったみなさまのおかげです。ありがとうございます。

実は1冊目の本の準備中、重度の腱鞘炎《けんしょうえん》を患って、ペンも持てず包丁も握れない、今まで通りの運動もできないし、料理だってできない。そんな時期が1年近くありました。

挫折のプロだったかつての私ならここでダイエットをやめてしまい、今ごろリバウンドしていたと思います。それが大きなリバウンドをせず来られたのは「できないことにフォーカスしない」「できることを見つけていく」、この気持ちを失わなかったからです。

本当の意味でのダイエットは短期間の減量法ではなく、自分の人生を軽やかにするための生きる工夫だとあらためて実感しています。

これからもずっと続く人生、ダイエットもライフスタイルもアップデートしなくてはならないタイミングが何度も来ます。だからこそ、幸せに生きる

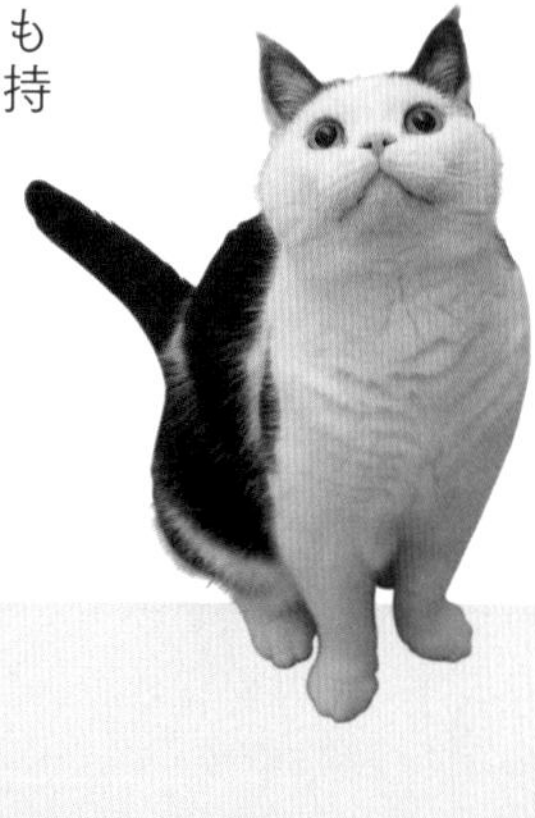

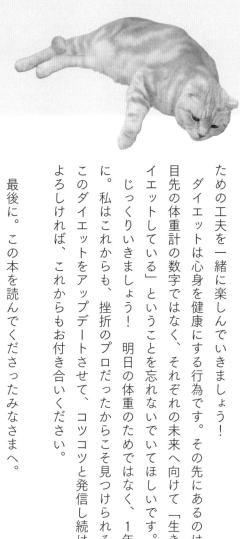

ための工夫を一緒に楽しんでいきましょう！

ダイエットは心身を健康にする行為です。その先にあるのは「幸せな自分」。目先の体重計の数字ではなく、それぞれの未来へ向けて「生き方そのものをダイエットしている」ということを忘れないでいてほしいです。

じっくりいきましょう！　明日の体重のためではなく、1年後の自分のために。私はこれからも、挫折のプロだったからこそ見つけられる工夫とあがきで、このダイエットをアップデートさせて、コツコツと発信し続けてまいります。よろしければ、これからもお付き合いください。

最後に。この本を読んでくださったみなさまへ。
北の大地から、今再びのエールを送ります。

「頑張れ、
うちら。
まだまだやれるよ！」

2024年春　ねこくらりえ

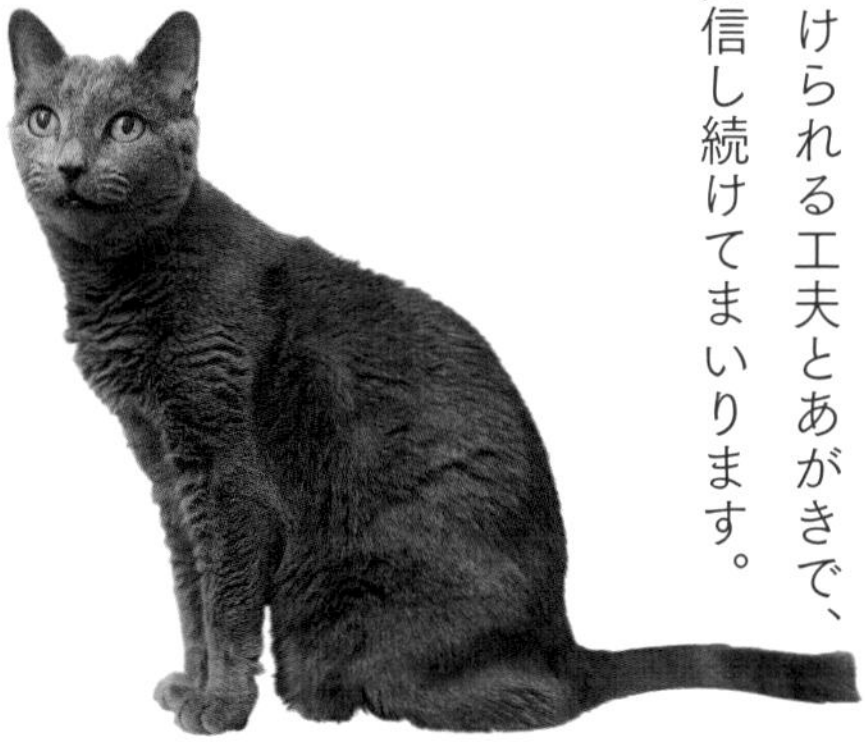

主材料で引ける！料理インデックス

・主材料の目安は、魚介・魚介加工品は1人分50g以上、野菜ときのこは100g以上、チーズとオートミールは30g以上、卵は1個以上、食パンは1枚以上、それ以外の材料は1人分75g以上含まれる食材としています。
・カロリーはすべて1人分です。
・常備菜は含みません。

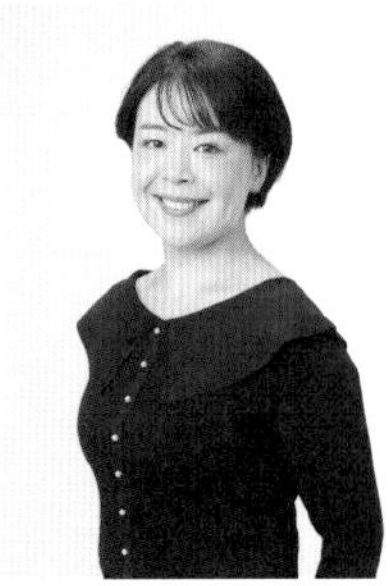

ねこくら りえ

北海道生まれ、北海道在住。夫と3匹の猫と暮らす。物心ついてからずっと〝ふっくら女子〟として生きる。38歳の時「人生で一度くらい標準体重の自分に会ってみたい」と一念発起し、コロナ禍のステイホームに乗じて、家にいながらの人生最後のダイエットに取り組み、82kgから－25kgのダイエットに成功。自身のダイエット経験をSNSなどで発信し、共感を呼ぶ。著書に『やればやせる！ 38歳、挫折のプロでも25kg減の続けられるダイエット』（小社刊）がある。

Instagram：@nekokurarie_diet
YouTube：「ねこくらりえch」
voicy：「ねこくらりえのセルライトほぐしラジオ」

25kg減《げん》でリバウンドなし
食《た》べるほどにやせていく ねこくら式《しき》レシピ

2024年6月3日　初版発行
2024年9月5日　3版発行

著者／ねこくら りえ
発行者／山下 直久
発行／株式会社KADOKAWA
〒102-8177　東京都千代田区富士見2-13-3
電話0570-002-301（ナビダイヤル）
印刷所／TOPPANクロレ株式会社
製本所／TOPPANクロレ株式会社

●お問い合わせ
https://www.kadokawa.co.jp/（「お問い合わせ」へお進みください）
※内容によっては、お答えできない場合があります。
※サポートは日本国内のみとさせていただきます。
※Japanese text only
定価はカバーに表示してあります。

ISBN978-4-04-897707-4 C0077